INTRODUCTION A LA PSYCHOLOGIE EXPÉRIMENTALE

Introduction de Serge NICOLAS

Collection **Encyclopédie Psychologique**
dirigée par Serge Nicolas

La psychologie est aujourd'hui la science fondamentale de l'homme moral. Son histoire a réellement commencé à être écrite au cours du XIXe siècle par des pionniers dont les œuvres sont encore souvent citées mais bien trop rarement lues et étudiées. L'objectif de cette encyclopédie est de rendre accessible au plus grand nombre ces écrits d'un autre siècle qui ont contribué à l'autonomie de la psychologie en tant que discipline scientifique. Cette collection, rassemblant les textes majeurs des plus grands psychologues, est orientée vers la réédition des ouvrages classiques de psychologie qu'il est difficile de se procurer aujourd'hui.

Du même auteur

A. BINET, Psychologie de la mémoire (Œuvres choisies I), 2003.
A. BINET, & Th. SIMON, Le premier test d'intelligence (1905), 2004.
A. BINET, L'étude expérimentale de l'intelligence (1903), 2004.
A. BINET, & Th. SIMON, Le développement de l'intelligence (1908), 2004
A. BINET, La graphologie : Les révélations de l'écriture (1906), 2004.
A. BINET, La suggestibilité (1900), 2004.
A. BINET, & V. HENRI, La fatigue intellectuelle (1898), 2005.
A. BINET, Psychologie des grands calculateurs et joueurs d'échecs (1894)
A. BINET, La psychologie du raisonnement (1886), 2005.
A. BINET, L'âme et le corps (1905), 2005.
A. BINET, & Ch. FÉRÉ, *Le magnétisme animal* (1887), 2006.

Dernières parutions

Théodore FLOURNOY, Métaphysique et psychologie (1890), 2005.
Théodule RIBOT, La vie inconsciente (1914), 2005.
P. J. G. CABANIS, Rapports du physique et du moral (1802, 2 v.), 2006.
Philippe PINEL, L'aliénation mentale ou la manie (1800), 2006.
J. P. F. DELEUZE, Défense du magnétisme animal (1818), 2006.
Alexander BAIN, Les *sens et l'intelligence* (1855), 2006.
Pierre JANET, L'amnésie psychologique (Œuvres choisies II), 2006.
Alexander BAIN, Les émotions et la volonté (1859), 2006.
Charles BONNET, Essai de psychologie (1755), 2006.
Pierre JANET, Philosophie et psychologie (1896), 2006.
Charles DARWIN, La descendance de l'homme (1871), 2006.
J. M. BALDWIN, Le développement mental chez l'enfant (1895), 2006.
William JAMES, Les émotions (1884-1894) Œuvres choisies I, 2006.
William JAMES, Abrégé de psychologie (1892), 2006.
P. JANET, L'évolution de la mémoire et la notion du temps (1927-1928).
J. S. MILL, La psychologie et les sciences morales (1843), 2006.

Alfred BINET

INTRODUCTION A LA PSYCHOLOGIE EXPÉRIMENTALE

(1894)

Introduction de Serge NICOLAS

L'Harmattan
5-7, rue de l'École-Polytechnique ; 75005 Paris
FRANCE

L'Harmattan Hongrie
Könyvesbolt
Kossuth L. u. 14-16
1053 Budapest

Espace L'Harmattan Kinshasa
Fac. des Sc. Sociales, Pol. et Adm. ,
BP243, KIN XI
Université de Kinshasa – RDC

L'Harmattan Italia
Via Degli Artisti, 15
10124 Torino
ITALIE

L'Harmattan Burkina Faso
1200 logements villa 96
12B2260
Ouagadougou 12

http://www.librairieharmattan.com
diffusion.harmattan@wanadoo.fr
harmattan1@wanadoo.fr

ISBN : 2-296-00890-9
EAN : 9782296008908

INTRODUCTION DE L'ÉDITEUR

LA CRÉATION DU LABORATOIRE DE PSYCHOLOGIE

Lorsque Théodule Ribot (1839-1916) (pour une biographie : Nicolas, 2005) accède en 1888 à la chaire de "psychologie expérimentale et comparée" au Collège de France, il n'est pas dans son intention de développer lui-même une psychologie de laboratoire (pour une histoire de la psychologie française : Nicolas, 2002). Celui qui fut à l'origine de la création du premier laboratoire français de psychologie fut Henry Beaunis (1830-1921) (pour une biographie : Nicolas, 1995, Nicolas & Ferrand, 2002).

Lorsque Théodule Ribot et Jean-Martin Charcot créent en 1885 la *Société de Psychologie Physiologique*, Beaunis fait partie des membres fondateurs. Titulaire de la chaire de physiologie à Nancy depuis 1872, Beaunis était à l'époque un des représentants les plus connus en France de la psychologie physiologique. Ribot connaissait Beaunis depuis quelques années puisque dès 1879 il lui avait demandé par écrit de participer à l'instruction physiologique des lecteurs de sa *Revue philosophique de la France et de l'Étranger* (fondée en 1876). L'invitation était lancée et Beaunis y répondit par la rédaction d'un premier article intitulé "*Sur la comparaison du temps de réaction des différentes sensations*" (1883). D'autres articles suivirent, mais la plupart s'inscrivaient dans le cadre de la *Société de Psychologie Physiologique*, et traitaient de la psychologie des sensations et de la suggestion hypnotique ; ses deux thèmes de prédilection à l'époque. Beaunis avait acquis une réputation justement méritée par ses travaux d'anatomie et de physiologie. Il publia un ouvrage de haute importance à partir de ses notes de cours accumulées depuis ses enseignements à la faculté de Strasbourg, les "*Nouveaux éléments de physiologie humaine comprenant les principes de la physiologie comparée et de la physiologie générale"*, avec une première édition en 1876 bientôt suivie d'une seconde édition entièrement refondue en 1881 comprenant deux gros volumes totalisant plus de 1600 pages. Il introduisit dans cet ouvrage la psychologie physiologique pour les raisons qu'il a exposées dans la préface de la première édition : " *L'auteur n'a pas cru non plus que la physiologie dût laisser de côté, pour l'abandonner aux philosophes, la partie psychologique de la physiologie cérébrale ; pour lui, en effet, à l'exemple de l'école anglaise, la psychologie trouve dans la physiologie sa base la plus sûre et la plus solide ; aussi n'a-t-il pas craint de traiter, en s'appuyant sur les données physiologiques, les questions des sensations, des idées, du langage, de la conscience, de la volonté, etc., et si les limites de ce livre lui ont interdit de s'étendre sur ces sujets, il espère en avoir assez dit pour en préciser nettement les points essentiels*". (Beaunis, 1876, p. VII).

Beaunis avait déjà constaté que la France était très en retard dans le domaine de la psychologie en comparaison de pays comme l'Allemagne ou les États-Unis (Wundt[1] avait créé le premier des laboratoires allemands de psychologie en 1879 à Leipzig ; Hall avait fait de même à l'Université John Hopkins dès 1883). Il écrit ainsi dans ses mémoires : « *Si j'avais le malheur de parler à quelques-uns de mes camarades d'un laboratoire de psychologie, je constatais chez un certain nombre d'entre eux un véritable ahurissement comme si deux mots, psychologie et laboratoire, hurlaient d'être accouplés. J'étais honteux pour mon pays de le voir ainsi en retard sur les autres* » (p. 487). Après avoir mûrement réfléchi à ce sujet, il se décida à en parler à Ribot en lui demandant s'il croyait que Louis Liard (1846-1917), alors Directeur de l'Enseignement supérieur et défenseur avec Ernest Renan (1823-1892) de la psychologie scientifique, serait hostile à la création d'un laboratoire de psychologie physiologique, et s'il voulait se charger de l'interroger sur ce point. Ribot adopta tout de suite son idée et lui promit d'en parler à Liard dès qu'il en trouverait l'occasion. La réponse de Ribot lui parvint début juin 1888 avec une réponse favorable de Liard. Dans la démarche de Beaunis auprès de Ribot il y avait non seulement un intérêt scientifique et patriotique mais aussi une arrière pensée personnelle qu'il n'a pas cachée. En effet, il espérait bien un peu que, si le laboratoire se fondait, il aurait

[1] Nicolas, S. (2005). Wundt et la fondation en 1879 de son laboratoire. Histoire documentaire de la création et du développement de l'Institut de psychologie expérimentale de Leipzig. *L'Année Psychologique*, *105*, 133-170.

quelque chance d'en être nommé directeur. À son premier voyage à Paris, il alla trouver Liard, lui expliquant les raisons à l'appui de cette création. Liard, favorable au projet mais ne s'engageant pas formellement, lui demanda de lui apporter un mémoire succinct et un devis approximatif qui fut rédigé en quelques jours. L'espoir vint quand Ribot lui écrit ces quelques lignes le 8 juillet 1888 : « *Je suis très heureux d'apprendre que cette affaire marche sur des roulettes. Je crois que le mieux est de commencer le plus tôt possible et puisque le laboratoire dépendra directement du ministère, tout sera très simple* ». Une question épineuse était celle du local. Et le 6 Août 1888, Liard écrivait à Beaunis : « *Je ne sais pas encore où nous placerons le nouveau laboratoire. Mais il n'y a aucun inconvénient à ce que vous réunissiez tous les renseignements sur l'outillage* ». Muni de cette autorisation, il écrivit immédiatement à Wilhelm Wundt à Leipzig en lui demandant de le mettre en rapport avec ses fournisseurs habituels pour les instruments. La réponse datée du 30 août lui donna tous les renseignements demandés. Le décret annonçant la création effective du laboratoire de Psychologie physiologique et qui nommait Henry Beaunis Directeur fut signé le 29 janvier 1889. Cette direction n'était pas usurpée dans la mesure où il était un des principaux représentants de la psychologie physiologique française et le promoteur de l'idée de la création d'un tel type de laboratoire qui fut rattaché à l'École Pratique des Hautes Études (EPHE) dans la section des Sciences Naturelles.

Cette école était en fait une structure vouée à la recherche pure et à l'érudition qui dépendait directement du ministère de l'Instruction publique. Elle avait été créée par décret (31 juillet 1868) dans le but de compléter l'enseignement oratoire donné à la Sorbonne et dans les autres universités françaises. Cette création s'inspirait du système allemand dont on louait en France unanimement les séminaires où se formaient les futurs savants. Le laboratoire fut placé à la Sorbonne. C'est seulement le 14 février 1889 qu'une lettre de Liard lui dit de contacter Nenot, l'architecte de la Sorbonne, afin de s'entendre avec lui sur le choix de l'implantation du laboratoire dans les locaux de la Nouvelle Sorbonne en construction. Il y avait cependant une petite difficulté. Dans le plan des bâtiments de la Nouvelle Sorbonne, il n'y avait rien de prévu pour un laboratoire. C'est en visitant les locaux avec l'architecte adjoint que Beaunis choisit trois salles placées au troisième étage à l'angle de la rue St. Jacques et de la rue des Écoles. Seulement ces trois salles étaient, sur le plan, destinées à un bibliothécaire. Beaunis insista de son mieux pour les obtenir. L'architecte consentit à en faire la proposition à Liard qui accepta sur le champ. Au début, le laboratoire fut installé provisoirement dans deux salles de la nouvelle Sorbonne. Un an après, il fut enfin transféré au troisième étage du bâtiment. Les débuts du laboratoire furent très modestes. Beaunis, qui enseignait encore à Nancy à cette époque, était seul, sans même un aide de laboratoire et c'était une des concierges de la Sorbonne qui, provisoirement, y faisait le ménage. Mais peu à peu tout s'organisa et dans les années qui suivirent Beaunis recruta des chercheurs pour son laboratoire. Alfred Binet fut, avec Jean Philippe (1862-1931) et Jules Courtier (1860-1938), un des premiers à intégrer bénévolement cette structure en 1891.

Binet ne tarda pas à prendre dans le laboratoire une place importante et fut nommé d'abord préparateur puis, en 1892, Directeur adjoint à l'âge de 35 ans. Le personnel du laboratoire comprenait officiellement en 1893 les membres suivants : Beaunis (Directeur), Binet (Directeur-adjoint, il ne recevra jamais aucun traitement de l'EPHE), Charles Henry (Maître de Conférences, nommé officiellement fonctionnaire de l'EPHE le 30 sept. 1893), Jean Philippe (chef de travaux, nommé officiellement fonctionnaire de l'EPHE le 04 août 1893) et Jules Courtier (chef-adjoint des travaux, nommé officiellement fonctionnaire de l'EPHE le 04 août 1893). Quand Beaunis prit sa retraite comme professeur à Nancy en 1893, il put consacrer tout son temps au laboratoire de la Sorbonne, résider à Paris, sans avoir à s'occuper ni de cours ni d'examens. À cette époque, quelques élèves, dont le plus en vue fut certainement Victor Henri, quelques curieux et quelques étrangers vinrent y travailler. La majorité des travaux sortis du Laboratoire furent publiés par Henry Beaunis à ses frais dans les bulletins des *Travaux du Laboratoire de Psychologie Physiologique* (1893 pour les travaux de 1892 ; 1894 pour les travaux de 1893). Dans ces bulletins, on trouve surtout de nombreux articles écrits par Binet seul ou en collaboration. Les principaux thèmes de recherche semblent d'abord avoir été centrés d'abord autour de l'étude du phénomène d'audition colorée, puis de l'étude des calculateurs prodiges et des joueurs d'échecs qui jouent sans voir, et enfin de l'étude de la mémoire visuelle. Ces bulletins, qui ne sont que des comptes-rendus de recherche du laboratoire, furent les précurseurs de la nouvelle revue que l'on allait connaître en 1895 sous le nom d'*Année Psychologique*.

LES COLABORATEURS DE BINET AU LABORATOIRE EN 1894

La publication des bulletins du laboratoire (1893-1894) était le signe du désir de ses membres de faire connaître la spécificité de leurs travaux. Ribot lui-même appuyait toujours le laboratoire en publiant dans sa "Revue Philosophique" quelques-uns de ces comptes-rendus. Comme l'orientation des recherches n'était pas de type psychopathologique, le laboratoire rompait avec la tradition française inaugurée par Ribot pour se rapprocher de la tradition allemande et américaine centrée sur l'étude des sujets normaux. Lors de la rédaction de son ouvrage « Introduction à la psychologie expérimentale », Binet s'était attaché la collaboration de trois membres de son laboratoire : Jean Philippe, Jules Courtier et Victor Henri.

En 1893, le laboratoire avait, comme nous l'avons vu plus haut, des membres permanents rétribués par l'EPHE. Parmi ceux-ci on trouve Jean Philippe (1862-1931) et Jules Courtier (1860-1938). Jean Philippe, né à St-Julien de Civry en 1862, fut nommé préparateur dès la fondation du laboratoire en 1889, sur le conseil de Ribot. Il devint chef des travaux à l'âge de 31 ans (1893). En raison de l'insuffisance du traitement misérable qui lui était alloué, il avait dû prendre par la suite une place de professeur dans une école primaire de Paris. Il ne vint par la suite au laboratoire que le jeudi après-midi car le laboratoire ne fonctionnait alors qu'une demi-journée par semaine, Binet ayant déserté les locaux de la Sorbonne pour les milieux scolaires (1897-1898). Après la mort de Binet, il fut promu directeur adjoint en 1912 quand la direction du laboratoire fut confiée à Henri Piéron (1881-1964). À sa retraite, il fut nommé directeur honoraire (1923). Il était licencié en philosophie et docteur en médecine. Il est mort à l'âge de 69 ans, le 10 décembre 1931. Jules Courtier, né le 21 mai 1860 à Rouen, fut l'un des premiers collaborateurs de Binet avec qui il publia divers mémoires dans *L'Année Psychologique* à ses débuts. Il passa en 1897 comme chef de travaux à l'Ecole Pratique des Hautes Études du laboratoire de Psychologie Physiologique de la Sorbonne à celui de Physiologie des sensations, dirigé par Charles Henry (1859-1926), dont il devint en 1911 le directeur adjoint jusqu'à sa retraite, en 1926. A la fondation de l'Institut Général Psychologique en 1900, il fut nommé secrétaire. Il est mort le 16 février 1938 à l'âge de 78 ans.

Parmi les autres collaborateurs de Binet, il faut citer le premier et certainement le plus connu d'entre eux, son élève Victor Henri (1872-

1940). Henri (pour une biographie : Nicolas, 1994) est né à Marseille le 6 Juin 1872. Orphelin, il sera adopté par une famille d'origine russe qui l'amena à St Petersbourg en 1880 où il fit ses études secondaires à l'école allemande de cette ville et fit la connaissance de Ivan Setchenov (1829-1905). Il revient en France en 1889 et passe avec succès à Paris son baccalauréat ès sciences. Il entreprend des études supérieures en mathématiques, en physique et en chimie d'octobre 1889 à juillet 1893 dans les classes de mathématiques spéciales puis à la Sorbonne. Dès 1892, il suit les enseignements de psychologie au Collège de France professés par Ribot. Il est alors accueilli à la fin du premier semestre 1892 au Laboratoire de Psychologie Physiologique de la Sorbonne où il travaille sous la direction de Binet. Entreprises en mai 1892, ses recherches, en collaboration avec le préparateur du laboratoire, Jean Philippe, portaient sur la mesure des temps de réaction (auditif et tactile) chez des sujets hystériques du service de Charcot à la Salpêtrière. Son indépendance de pensée va se matérialiser très tôt par des recherches sur un nouveau thème d'étude au laboratoire : la localisation des sensations tactiles. Il se déplace à Leipzig dès l'été 1892 pour y rencontrer Oswald Külpe (1862-1915) qui l'aidera au plan théorique et conceptuel. C'est à cette époque qu'il visite les laboratoires allemands de psychologie dont il donnera un compte rendu pour la *Revue philosophique* de Ribot. Il restera d'octobre 1892 à avril 1894 au laboratoire de psychologie physiologique de la Sorbonne comme élève boursier. Durant cette période, tout en suivant des cours à la faculté des sciences, Henri sera très étroitement associé aux travaux réalisés sous la direction de Binet. Il abordera des sujets aussi divers que la mémoire (1893-1895), la suggestibilité (1894) et la parole (1894). D'octobre 1894 à mars 1896, Henri fut accueilli au laboratoire de psychologie de Wundt à Leipzig où il continue ses travaux sur la localisation des sensations tactiles. Les résultats obtenus par Henri seront publiés dans le second tome de *L'Année Psychologique* (1896) et dans le onzième tome des "*Philosophische Studien*" (Henri et Tawney, 1895). C'est aussi à Leipzig que Henri décide de lancer une enquête par questionnaire sur les premiers souvenirs d'enfance dont les résultats furent publiés en 1897 dans *L'Année psychologique* et inspirèrent l'œuvre naissante de Freud. En avril 1896, Henri rejoint à Göttinguen le laboratoire de Georg Elias Müller (1850-1934). Le départ de Leipzig se justifiait de la part de Henri par le sentiment que le laboratoire de Wundt était déjà une institution en perte de vitesse. Inscrit durant l'année universitaire 1896-1897 à la Faculté de philosophie de cette ville, il soutint sa thèse le 5 juin 1897 avec pour titre : "*Sur la localisation des sensations tactiles*" (1897). L'ensemble de ses travaux sur la localisation des sensations tactiles paraîtra un an plus tard dans un ouvrage (1898) intitulé "*Ueber die Raumwahrnehmungen des Tastsinnes*" (Sur la perception de l'espace par le toucher) et dédicacé à Binet et à Müller. Mais durant son séjour en Allemagne, Henri resta toujours en contact avec ses deux maîtres français en psychologie : Binet et Ribot. D'une part, Henri publia régulièrement pour le compte de la "*Revue Philosophique*" une analyse périodique des travaux de psychophysique entre 1894 et 1899 et pour le compte de "*L'Année Psychologique*" jusqu'en 1898 une présentation et une critique détaillée de très nombreuses publications allemandes et russes. D'autre part, Henri fut directement associé au programme de psychologie individuelle de Binet (1896). Après son séjour à Göttingen en juillet 1897, Henri revient à Paris où il est nommé secrétaire de rédaction de "*L'Année Psychologique*" (1897-1901) et où il effectue de nouvelles expériences en collaboration avec Binet pour la réalisation du programme de psychologie individuelle. Ainsi, en juillet 1897 il entreprend des recherches sur la mesure de la force musculaire et sur l'expression de la physionomie des enfants durant l'effort. L'ensemble de ces travaux constitue l'ébauche d'un livre écrit en collaboration avec Binet intitulé "*La Fatigue Intellectuelle*"[2] (1898) dans lequel les auteurs montrent que sous l'influence d'un travail intellectuel, il se produit des modifications plus ou moins fortes dans les fonctions physiologiques les plus importantes de l'organisme (circulation du sang, respiration, température du corps, échanges nutritifs, force musculaire). Il fonde avec Binet en 1898 la revue "*L'Intermédiaire des Biologistes*" (1898). Mais à cause du manque de débouché dans l'enseignement supérieur Henri se détournera progressivement de la psychologie pour intégrer dès l'année 1898 le laboratoire de physiologie dirigé par Dastre. Il se spécialise alors dans le champ de la biologie physico-chimique. Il conquiert, le 20 février 1903, à la faculté des sciences de Paris le titre de docteur ès sciences sur la présentation d'une thèse intitulée "*Lois Générales de l'Action des Diastases*". Jusqu'en 1904, Henri garde des liens amicaux avec Binet. Sur l'invitation de G. E. Müller il prend même part au premier congrès allemand de psychologie expérimentale qui eut lieu à Giessen du 18 au 24

[2] Réédité chez L'harmattan en 2005.

avril 1904. Lors de ce congrès, il présente une communication orale en collaboration avec Binet sur les méthodes de la psychologie individuelle. Mais il devient rapidement un spécialiste reconnu dans le domaine de la chimie physique et fut nommé en 1920 professeur à l'Université de Zurich où il resta 10 ans. Il meurt à La Rochelle le 21 Juin 1940.

LE LIVRE D'INTRODUCTION A LA PSYCHOLOGIE EXPÉRIMENTALE

L'ouvrage « Introduction à la psychologie expérimentale » (1894) est le fruit d'une collaboration étroite entre certains membres du laboratoire. Dirigé par Binet, il n'eut cependant qu'une seule édition. Il répondait à cette période à un manque dans la littérature. En effet, il n'existait pas d'ouvrage élémentaire de psychologie scientifique à cette époque en France. Le livre est cependant passé relativement inaperçu si l'on en juge par les notices critiques de l'époque. On peut citer celle réalisée par H.C. Warren (1867-1934) dont voici le contenu :

« It is to be regretted that M. Binet has not seen fit to lead the readers of the present volume to anything like a thorough and systematic grasp of the elements of experimental psychology. At a time when the scientific character of psychology is so much urged and disputed in France and America, it is of extreme importance that every contribution to the didactic literature of the subject should indicate the progress made towards enstating it in the high place claimed for it by its advocates - and by none more forcibly than M. Binet himself. »

« The volume opens with a long and circumstantial description of several of the more prominent laboratories in Europe, including a list of apparatus in the one at Paris, and a bibliography of the studies performed there. These details, which are of little interest to the novice, and which the more advanced worker would expect to find in monographs of a different character, might better have been relegated to a preface or appendix. After a short discussion of psychological methods, the author proceeds to give a few of the more striking and unusual experiments under sensation, attention, etc. These have the effect of arousing interest in the subject. Yet they will not, it is feared, impress the novice with the idea that the subject in hand is exact, natural, and capable, within ever-widening limits, of yielding precise numerical results. The student who

takes up experimental psychology is not a child, and his wonder has no need to be stimulated in order to lead him onward in the pursuit. It would seem preferable, therefore, to subordinate these few startling and isolated facts to the many carefully-studied, interwoven phenomena which furnish the bulk of the science. Such a detailed treatment, while it may lack the literary beauty of a popular essay, need not, I believe, lessen its interest to the beginner, while it would add immensely to its value as a presentation of the elements of the newer psychology. The chapter on Movement is to be commended, on account of its appreciative treatment of that side of psychology, and its indication of the direction which recent research in this line bas taken. But even here too much attention is bestowed on particular apparatus, and on special workers and studies. The treatment of association (under Ideation) and psychometry are more satisfactory ; of special interest is the discussion of the uses and meaning of the time measurements ; yet here again one might wish for more figures and definite results ; for though the absolute times, as M. Binet concludes, may not have any great significance or universal application, the relative length of the distinct phases of an act, and of different acts, are the most important determinations in that branch, as yet. In a chapter on Observation, the author devotes considerable space to a discriminating defence of the statistical method employed with such effect by Galton and others. »

« One cannot help confessing to a feeling of disappointment when it is considered what even a short book like this might have been and how much it might have accomplished for the science, - coming, as it does, from one amply qualified to judge the relative importance of experiments, and to give any number of them, so chosen as to arouse the deepest interest and, at the same time, picture accurately the present status of experimental psychology. »

La critique sévère donnée par Warren ne rend pas justice à une grande nouveauté dans l'ouvrage : la place importante accordée à l'étude de la mémoire. C'est en effet à cette époque que Binet réalise avec Victor Henri une série de travaux sur le sujet. Les premières recherches significatives (Binet et Henri, 1894, 1895a, 1895b) seront publiées d'abord dans la *Revue Générale des Sciences* puis dans *L'Année Psychologique*. Elles ne comportaient pas d'applications pédagogiques immédiates, mais visaient plutôt simplement à étudier d'une manière scientifique cette fonction psychologique supérieure. Influencé par ses études avec les calculateurs prodiges et les joueurs d'échecs (Binet, 1894) mais aussi par les résultats de certaines expériences réalisées sur ses deux petites filles (cf., Binet, 1890), il s'intéressa dans un premier temps à la mémoire visuelle avant d'aborder l'étude de la mémoire verbale. Pour ce qui est de la mémoire visuelle, Binet voulait en étudier le développement chez les enfants. Pour ce qui est de la mémoire verbale, Binet avait réalisé que la tentative d'Ebbinghaus (1885) de contrôler la signification du matériel dans les expériences sur la mémoire se faisait au détriment de l'élimination de nombreux phénomènes qualitativement intéressants. C'est à partir de l'année scolaire 1892-1893, avec l'autorisation de Ferdinand Buisson (1841-1932) alors directeur de l'enseignement primaire au Ministère de l'Instruction Publique, que Binet inaugura ses recherches sur la mémoire dans les écoles élémentaires de Paris. C'est certainement avec son chapitre sur la mémoire que Binet a été le plus novateur (pour une revue : Nicolas, 1994a). Ce n'est pas un hasard si à la même période il développait des recherches expérimentales sur ce thème (cf., Binet, 2003).

Bibliographie

Binet, A. (1890). La perception des longueurs et des nombres chez quelques petits enfants. *Revue Philosophique de la France et de l'Étranger*, *30*, 68-81.

Binet, A. (Ed.). (1894). *Introduction à la psychologie expérimentale*. Paris : Alcan.

Binet, A. (1894). *Psychologie des grands calculateurs et joueurs d'échecs*. Paris : Hachette. (réédité à Paris chez L'Harmattan en 2005).

Binet, A., & Henri, V. (1894). Le développement de la mémoire visuelle chez les enfants. *Revue Générale des Sciences*, 5, 162-169.

Binet, A., & Henri, V. (1895a). La mémoire des mots. *L'Année Psychologique*, 1, 1-23.

Binet, A., & Henri, V. (1895b). La mémoire des phrases. *L'Année Psychologique*, *1*, 24-59.

Binet, A., & Henri, V. (1898). *La fatigue intellectuelle*. Paris : Schleicher. (réédité à Paris chez L'Harmattan en 2005).

Binet, A. (2003). *Psychologie de la mémoire* (œuvres choisies I). Paris : L'Harmattan.

Henri, V. (1893). Les laboratoires de psychologie expérimentale en Allemagne. *Revue Philosophique de la France et de l'Étranger*, *36*, 608-622.

Nicolas, S. (1994a). La mémoire dans l'œuvre d'Alfred Binet (1857-1911). *L'Année Psychologique*, *94*, 257-282.

Nicolas, S. (1994b). Qui était Victor Henri (1872-1940) ? *L'Année Psychologique*, *94*, 385-402.

Nicolas, S. (1995). Henry Beaunis : Directeur-fondateur du laboratoire de psychologie physiologique de la Sorbonne. *L'Année Psychologique*, *95*, 267-291.

Nicolas, S. (2002). *Histoire de la psychologie française*. Paris : In Press.

Nicolas, S. (2005). *Th. Ribot. Philosophe breton fondateur de la psychologie française*. Paris : L'Harmattan.

Nicolas, S., Ferrand, L. (2002). Henry Beaunis (1830-1921). A physiologist among psychologists. *Journal of Medical Biography*, 10, 1-3.

Warren, H.C. (1894). Review of « Introduction à la psychologie expérimentale », Binet (1894). *Psychological Review*, *1*, 530-531.

Serge NICOLAS

Professeur en histoire de la psychologie et en psychologie expérimentale à l'Université de Paris V – René Descartes.
Directeur de *L'Année psychologique*
Institut de psychologie
Laboratoire *Cognition et comportement* FRE CNRS 2987
71, avenue Edouard Vaillant
92774 Boulogne-Billancourt Cedex, France.

AUTRES OUVRAGES DE M. A. BINET

Le Magnétisme animal (en collaboration avec M. Ch. Féré), 4e édition, 1894, 1 vol. in-8° de la *Bibliothèque scientifique internationale*, cart. à l'anglaise 6 fr. (Paris, F. Alcan.)

Les Altérations de la personnalité, 1 vol. in-8°, 1892, de la *Bibliothèque scientifique internationale*, cart. à l'anglaise 6 fr. (Paris, F. Alcan.)

La psychologie du raisonnement, recherches par l'hypnotisme, 1 vol. in-12, 1886, de la *Bibliothèque de philosophie contemporaine*, 2 fr. 50. (Paris, F. Alcan.)

La perception extérieure. (Mémoire couronné par l'Académie des sciences morales et politiques.)

Etudes de psychologie expérimentale (le fétichisme dans l'amour, la vie psychique des micro-organismes, etc.). 2e édition, 1891. (Paris, O. Doin.)

Psychic life of Micro-organisms, traduction anglaise de Mc. Cormack. Chicago, 1890.

Das Seelenleben der Kleinsten Lebewesen, traduction allemande du Dr W. Medicus. Halle, 1892.

Double Consciousness. Chicago, 1891.

INTRODUCTION

A LA

PSYCHOLOGIE

EXPÉRIMENTALE

PAR

ALFRED BINET

Directeur adjoint du Laboratoire de psychologie physiologique de la Sorbonne
(École des Hautes-Études).

AVEC LA COLLABORATION DE

MM. PHILIPPE, COURTIER et V. HENRI

AVEC GRAVURES DANS LE TEXTE

PARIS

ANCIENNE LIBRAIRIE GERMER BAILLIÈRE ET Cie

FÉLIX ALCAN, ÉDITEUR

108, BOULEVARD SAINT-GERMAIN, 108

1894

A

M. L. LIARD,

DIRECTEUR DE L'ENSEIGNEMENT SUPÉRIEUR.

Cette étude, entreprise avec l'approbation de notre directeur, M. H. Beaunis, représente, dans une certaine mesure, une œuvre collective. J'ai écrit le chapitre VII en collaboration avec M. Philippe, les chapitres IV et VIII en collaboration avec M. Courtier, les chapitres III, V et VII en collaboration avec M. Victor Henri.

ALFRED BINET.

INTRODUCTION

A LA

PSYCHOLOGIE

EXPÉRIMENTALE

CHAPITRE PREMIER

LES LABORATOIRES DE PSYCHOLOGIE

Depuis une quinzaine d'années la psychologie est entrée dans une ère nouvelle. Cette ère date approximativement de 1878, époque doublement importante pour la psychologie, puisque c'est celle où, en Allemagne, M. Wundt a ouvert le premier laboratoire de psychologie expérimentale, celle aussi où en France M. Charcot a inauguré ses recherches sur l'hypnotisme chez les hystériques. A peu près à la même époque, M. Ribot fondait la *Revue Philosophique*, et donnait une vive impulsion aux études de la psychologie expérimentale en France.

Notre but n'est point de suivre l'évolution de la psychologie dans ces dernières années, ni de marquer l'influence des hommes et des idées sur cet important mouvement scientifique. Nous désirons simplement, dans ces courtes pages, indiquer et faire comprendre le caractère de la psychologie nouvelle, définir les méthodes principales qu'elle emploie, le domaine où elle exerce ses recherches.

Il existe deux genres de psychologie : la *psychologie expérimentale proprement dite*, et la *psychologie morbide ;* cette dernière étudie l'hypnotisme, l'hystérie, l'aliénation mentale, et les diverses espèces de troubles sensitifs et moteurs qu'on rencontre dans les maladies. Malgré le grand intérêt que présente cette branche de psychologie, nous ne devons point en parler ici parce qu'elle n'entre pas dans le cadre des recherches de notre laboratoire. Un enseignement et des recherches sur la psychologie pathologique ne peuvent se faire avec fruit qu'à la Faculté de médecine, dans les hôpitaux et hospices, en un mot dans les milieux où se trouvent les malades pouvant être présentés aux leçons, et soumis aux expériences. Nous nous bornerons à exposer ici ce qui concerne la psychologie expérimentale de l'individu sain.

Nous dirons d'abord un mot des laboratoires de psychologie.

Le laboratoire de psychologie de Paris a été créé sur la proposition de M. Liard, directeur de l'enseignement supérieur, par arrêté ministériel du 29 janvier 1889, et rattaché à l'Ecole pratique des Hautes Etudes, section des sciences naturelles. Par le même arrêté, M. Beaunis, professeur de physiologie à la Faculté de Médecine de Nancy, était nommé directeur du laboratoire.

Le *personnel du laboratoire* comprend actuellement :

Un directeur : M. H. Beaunis;

Un directeur-adjoint : M. A. Binet;

Un chef des travaux : M. Philippe ;

Un chef-adjoint des travaux : M. J. Courtier ;

Un maître de conférences : M. Charles Henry.

Le budget du laboratoire fixé d'abord à 500 francs, a été porté en 1893 à 800 francs [1].

Au début, le laboratoire fut installé provisoirement dans deux salles de la nouvelle Sorbonne. Un an après, il fut transporté au troisième étage du même bâtiment, dans la partie de la Sorbonne située à l'angle de la rue Saint-Jacques et de la rue des Ecoles.

Il comprend quatre pièces dont chacune a sa destination spéciale :

1° Une grande salle pour les démonstrations en commun ;

2° Le cabinet des directeurs, où sont renfermés, dans des vitrines, les appareils et les instruments les plus délicats ; cette salle sert aussi de salle d'expérience pour des recherches spéciales ;

3° Une pièce qui contient la bibliothèque et une armoire vitrée pour la verrerie et les réactifs. Cette salle est utilisée pour les recherches macroscopiques et microscopiques sur le système nerveux ;

4° Une quatrième pièce est réservée exclusive-

(1) Cette somme modeste ne sert pas uniquement à l'achat d'appareils, étant absorbée en grande partie par les frais matériels d'entretien du laboratoire.

ment au maître de conférences. Un petit cabinet annexe peut être transformé en cabinet noir pour des expériences sur les sensations visuelles.

Un cabinet semblable donne sur le corridor qui commande toutes les pièces du laboratoire. Enfin une dernière pièce, pourvue d'un fourneau, d'une hotte, etc., sert à la fois de débarras, de réserve pour le combustible et peut être utilisée pour des expériences de chimie.

L'*outillage instrumental* comprend :

1° Les principaux appareils enregistreurs usités en physiologie, cylindre enregistreur avec chariot auto-moteur, tambours à levier, myographe, cardiographe, sphygmographe, pneumographe, dynamographe, etc., et quelques appareils nouveaux, tels que l'appareil pour l'inscription des mouvements de la parole de l'abbé Rousselot, la planchette pour l'étude des mouvements inconscients, etc. ;

2° Les appareils d'électricité, diverses espèces de piles, appareil à chariot de Dubois Reymond, excitateurs, commutateurs, interrupteurs, signal de Deprès, chronographe de Marcy, diapason de 100 vibrations, lampe à incandescence, téléphone, contacts électro-magnétiques, etc., etc. ;

3° Les appareils de psychométrie, chronoscope de Hipp, chronomètre de d'Arsonval, chronoscope d'Ewald, appareil à pendule de Wundt, appareil à chute de Cattell, appareil rotatif de Wundt pour la mesure des durées, appareil de Wundt pour les recherches complexes, etc. ;

4° Les appareils pour l'étude des sensations, esthésiomètres simple et double, explorateur de Rinne pour la température, boîte de poids pour l'exploration de la sensibilité à la pression, etc. ; enfin les divers appareils pour l'étude des sensations visuelles, périmètre de Badal, optomètre du même auteur, boîte de verres pour l'exploration de la vision, appareil rotatif pour les couleurs et le contraste, un audiomètre, etc. ;

5° Les appareils pour l'étude de la mémoire, collections de bobines de laine des Gobelins, tableaux de laines, tableaux de couleurs peints à l'huile, répertoire chromatique de Lacouture, séries de lignes pour la mémoire des longueurs, figures servant à l'étude des illusions visuelles, etc. ;

7° Un certain nombre d'appareils spéciaux ne rentrant dans aucune des catégories précédentes, instruments d'anthropométrie, dynamomètres, rapporteur pour la mesure et la mémoire des angles, thermomètres, gong chinois, boussole, etc. ;

6° Une balance de précision et un grand nombre d'instruments et d'ustensiles de chimie, boîte à réactifs, étuve, alcoomètre, densimètre, verrerie, etc.

La *Bibliothèque* contient les collections des *Philosophische Studien* de Wundt, de l'*American Journal of Psychology*, du *Zeitschrift fur Psychologie des Sinnesorgane*, des *Beitrage fur Experimentellen Psychologie* de Münsterberg, les principaux ouvrages de Th. Fechner, Wundt, Buccola, Galton, Sergi, Duchenne, Delbœuf, etc., et un certain nombre de brochures et de thèses de psychologie physiologique.

Les *collections* du laboratoire comprennent des séries de tracés de phénomènes physio-psychologiques étudiés au laboratoire, des graphiques de temps de réaction, des planches coloriées provenant de sujets doués d'audition colorée, des photographies de criminels offertes par le professeur Lombroso et par le service anthropométrique de Paris, des figures schématiques des processus cérébraux, des coupes histologiques des centres nerveux des invertébrés, des collections d'autographes, des travaux exécutés par des aveugles, des tableaux représentant des spécimens d'écriture tracés avec la plume électrique, des photographies en série prises par M. Demeny et décomposant les mouvements de la prestidigitation, une collection de photographies de pychologues français et étrangers, des tracés représentant le mouvement de manège chez les insectes, etc.

Les recherches faites au laboratoire sous la direction de MM. Beaunis et Binet ont été publiées en partie dans les *Bulletins de la société de psychologie physiologique*, dans la *Revue Scientifique*, la *Revue générale des sciences*, et dans le *Bulletin des travaux du Laboratoire*. Le premier Bulletin a paru en 1893, le second paraîtra en 1894.

Les recherches ont porté sur les points suivants :

Temps de réactions simples et composés, par M. Beaunis, inédit.

Mesure et mémoire des temps, par MM. Beaunis et Radulesco, inédit.

Mémoire des sensations, par M. Beaunis, *Revue Philosophique.*

Simultanéité des mouvements symétriques, vitesse des mouvements, par M. Beaunis, inédit.

Influence de l'attention et de la distraction sur la mesure des temps, par M. Beaunis, inédit.

Audition colorée, par MM. Beaunis et Binet, *Bulletin du Laboratoire*, 1893. — MM. Binet et Philippe, *eod. loc.* — M. Philippe, *Bulletin du Laboratoire*, 1894. — M. Victor Henri, *eod. loc.* — M. Philippe. L'audition colorée chez les aveugles, *Revue scientifique*, 1894. — M. Binet. Le problème de l'audition colorée, *Revue des Deux Mondes*, 1892.

Calcul mental. Recherches sur M. Inaudi, par MM. Binet et Henneguy, *Bulletin du Laboratoire*, 1893. — Calculateurs de profession, par MM. Binet et Philippe, *eod loc.* — Remarques additionnelles sur Inaudi, par M. Binet, *cod. loc.* — Le calculateur Jacques Inaudi, par M. Binet, *Revue des Deux Mondes*, 1892. — Un calculateur du type visuel, par MM. Charcot et Binet, *Revue philosophique*, 1892. — La simulation de la mémoire des chiffres, par MM. Binet et Victor Henri, *Revue scientifique*, 1893.

La mémoire des joueurs d'échecs. — Mémoire visuelle géométrique, par M. Binet, *Bulletin du Laboratoire*, 1893. — La mémoire des joueurs d'échecs par M. Binet, *Revue des Deux Mondes*, 1893. — Observation du Dr Tarrasch, par M. Binet, *Bulletin du Laboratoire*, 1894.

Les questionnaires psychologiques individuels, par M. H. Beaunis, *Bulletin du Laboratoire*, 1893.

Les racines du nerf alaire chez les coléoptères, par M. A. Binet, *Bulletin du Laboratoire*, 1893.

Contribution à la psychologie du musicien, par M. J. Courtier, *Bulletin du Laboratoire*, 1893.

Recherches psychométriques sur l'influence de la distraction chez les hystériques, par MM. Philippe et Victor Henri. *Bulletin du Laboratoire* 1893.

Recherches sur la localisation dans la sensibilité tactile, par M. Victor Henri, *Archives de Physiologie*, octobre 1893.

Le développement de la mémoire visuelle chez les enfants, par MM. Binet et Victor Henri, *Revue générale des sciences*, mars 1894.

Psychologie des auteurs dramatiques par MM. Binet et Passy, dans le *Bulletin du Laboratoire*, 1894 (résumé).

Recherches sur les modifications de la vitesse dans les mouvements graphiques, à l'état normal et dans différentes maladies du système nerveux, par MM. Binet et Courtier, *Bulletin du Laboratoire*, 1894; *La science nouvelle*, 1893; communication au Congrès de Rome, 1894.

La projection externe des images visuelles, par M. Edgar Milhaud, *Revue philosophique*, 1894.

Questionnaire sur la mémoire visuelle, *Revue scientifique*, 1893, par M.M. Beaunis et Binet.

Influence de l'attention sur les mouvements respiratoires, par M. Delabarre, professeur de psychologie à Providence (Etat-Unis), *Revue philosophique*, 1892.

De la perception des temps dans les réactions simples, par M. Binet, *Revue philosophique*, 1892.

Il nous a paru intéressant de jeter un rapide coup d'œil sur les laboratoires étranger. Nous cédons ici la plume à un de nos élèves, M. Victor Henri, qui vient de visiter les laboratoires d'Allemagne.

« Quinze années se sont écoulées depuis la fondation du premier laboratoire de psychologie expérimentale par M. Wundt. Pendant cet intervalle relativement court, la nouvelle science a fait de grands progrès, son but et ses méthodes se sont précisés et le nombre des laboratoires s'est accru considérablement, de sorte que, en ce moment, il existe seize laboratoires en Amérique, quatre en Allemagne, deux en Angleterre, enfin un dans chacun des pays suivants : France, Italie, Suisse, Belgique, Hollande, Danemark, Suède et Roumanie, ce qui fait en tout 30 laboratoires, dont plus de la moitié en Amérique. C'est une description des quatre laboratoires d'Allemagne et des travaux qu'on y fait que nous nous proposons de donner.

« Nous décrirons les quatre laboratoires dans l'ordre d'ancienneté : nous commençons donc par celui de Leipzig créé par Wundt, en 1878.

« Le laboratoire se compose de onze pièces séparées, ayant leurs portes sur un long corridor, l'une d'elles est occupée par la bibliothèque, une autre est le cabinet du directeur et il y a neuf pièces, dont une chambre noire, pour les expériences; toutes ces pièces sont reliées entre elles par l'électricité, provenant d'une station centrale qui se compose de soixante piles de Meidinger.

« Le laboratoire reçoit une subvention annuelle de 1 500 marks (1 875 fr.) pour les appareils : ces appareils ont été acquis ou construits pour les travaux qu'on faisait au laboratoire.

« Voyons maintenant quelle est l'organisation intérieure du laboratoire du Leipzig et quels sont les travaux qu'on y fait.

« Le personnel du laboratoire se composait pendant l'année scolaire 1892-93 de vingt-cinq personnes : Wundt, directeur ; Külpe et Neumann, ses deux préparateurs, et vingt-deux élèves. Au commencement de chaque semestre, Wundt distribue les travaux qui doivent être faits au laboratoire ; la plus grande partie des sujets est donnée par Wundt et seulement un petit nombre sont des sujets choisis ou proposés par les élèves eux-mêmes; lorsque la distribution des sujets est faite, on passe à la désignation des élèves qui doivent prendre part aux différents travaux : il y a ainsi pour chaque travail de trois à dix sujets d'expériences. Un élève doit d'abord rester au moins six mois comme sujet d'expériences, avant d'obtenir un travail ; c'est une condition que nous croyons très utile et presque nécessaire ; en effet les élèves qui arrivent au laboratoire sont en général des étudiants qui n'ont que des idées vagues sur la psychologie expérimentale ; pendant les six premiers mois et souvent la première année, ils se familiarisent avec les appareils de psychologie qui leur sont montrés dans un cours fait par Külpe ; de plus, en prenant part à un ou plusieurs travaux, ils apprennent comment il faut travailler et enfin ils peuvent s'occuper de la littérature de la branche de psychologie expérimentale qu'ils ont envie de choisir pour leur travail. Dans la grande majorité des cas, les élèves qui viennent au laboratoire ont pour but de préparer une thèse de doctorat ; c'est cette possibilité de pouvoir présenter à Leipzig une thèse sur un sujet de psychologie expérimentale qui fait qu'il y a toujours beaucoup d'élèves au laboratoire : c'est un avantage sur les autres laboratoires, puisque jamais il ne manque de sujets d'expériences ; mais il y a aussi un léger défaut, c'est que les élèves s'intéressent quelquefois plus à leur thèse qu'au travail même et se hâtent un peu trop.

« Le laboratoire est ouvert tous les jours, sauf le dimanche, de dix heures à midi et de deux heures à sept ; pendant ce temps tous les élèves peuvent venir travailler à la bibliothèque du laboratoire qui contient la plupart des revues philosophiques et psychologiques et un grand nombre de traités et de mémoires de psychologie ; chaque élève doit verser 25 marks (32 fr.) par an pour la bibliothèque. Ceux qui ont un travail original peuvent venir au laboratoire à toute heure, de sorte qu'on peut toujours y trouver quelqu'un depuis sept heures jusqu'à minuit ou une heure du matin ; de plus, ces élèves peuvent venir pendant les vacances. La durée des travaux est très variable, mais il est rare qu'elle soit inférieure à six mois, ordinairement elle est d'une année et souvent plus ; tous les travaux faits au laboratoire sont publiés dans les *Philosophische Studien*, dont il a déjà paru huit volumes et demi de 650 pages chacun.

« Si nous jetons un coup d'œil sur les travaux qui ont été faits depuis 1878 jusqu'en 1892, nous voyons que le plus grand nombre avaient pour but d'étudier si la loi de Weber et celle de Fechner sont applicables aux sensations visuelles, auditives et de pression, de déterminer quelles sont les méthodes psychologiques qu'on doit appliquer pour chacune de ces sensations, quels sont par conséquent les défauts et les avantages de chacune de ces méthodes et comment, suivant les circonstances, il faut modifier chacune d'elles. Presque aussi nombreux que les précédents ont été les travaux sur la psychométrie ; on a étudié les temps de réaction simples pour les sensations visuelles, auditives, tactiles et olfactives, l'influence de l'habitude, de la fatigue, de l'intensité de l'excitation et de différents médicaments sur la durée des réactions, puis la différence dans les cas où l'attention du sujet est concentrée sur le mouvement à exécuter ou sur la sensation qui doit se produire, d'où la distinction des réactions motrices et des réactions sensorielles ; enfin on a étudié la durée des actes psychiques plus compliqués : tels sont les temps de choix, de reconnaissance et d'association. Les résultats précis dans cette branche sont encore peu nombreux, la seule connaissance de la durée des différents actes psychiques ne peut pas permettre de conclure sur la nature de ces actes et sur leur ordre de complexité, sans qu'on fasse quelques hypothèses qui peuvent aussi bien être admises que rejetées.

« Un nombre bien moins considérable de travaux a été fait sur les sensations visuelles et auditives : pour les premières, on a fait quelques recherches sur le contraste et ses effets, sur la cécité des couleurs et sur la perceptibilité des couleurs dans la vision indirecte ; pour les secondes, un travail a été fait sur la mémoire des hauteurs de sons, et un autre sur la perception des intervalles de sons. Ce dernier travail a conduit à une polémique très longue entre Wundt et Stumpf.

« Enfin, quatre travaux ont été faits sur le sens du temps et deux sur les oscillations de l'attention.

« En somme, depuis 1878 jusqu'en 1892, il a été fait au laboratoire de Leipzig quarante-cinq travaux, dont la grande majorité se rapporte soit à la mesure de la durée des actes psychiques, soit à la mesure de l'excitation extérieure qui produit telle ou telle autre sensation ou changement de sensation ; ce sont, on peut dire, les éléments de la psychologie expérimentale où on a pour but de donner une description scientifique des états de conscience les plus simples, en essayant d'en déduire certaines lois, mais où on ne s'occupe pas encore de processus purement psychiques ni de variations individuelles : c'est une introduction à la psychologie expérimentale, un passage entre la physiologie et la psychologie.

« Le second laboratoire de psychologie expérimentale en Allemagne est celui de Gœttingue fondé en 1869 par M. E. Müller ; ce laboratoire fut pendant longtemps une possession privée de Müller et il n'y a que quelques années qu'il reçoit une subvention de 500 marks (625 fr.) pour les appareils.

« Le laboratoire se compose de cinq pièces, dont une chambre noire, toutes les autres bien éclairées et mises entres elles en communication électrique. La plus grande partie des appareils ont été acquis dans les trois dernières années par un élève du laboratoire ; pour leur description nous suivrons le même ordre que précédemment.

« Il y a au laboratoire beaucoup d'appareils nouveaux ; mais la plupart d'entre eux restent enfermés dans les armoires sans être employés, parce que le nombre d'élèves est très restreint. En effet le personnel du laboratoire se compose de G.-E. Müller, directeur ; Schumann, préparateur, et de deux élèves seulement, parce que, à l'université de Gœttingue, il est bien plus difficile de passer une thèse de doctorat sur un sujet de psychologie expérimentale qu'à Leipzig, et on n'admet pas volontiers au laboratoire des élèves qui veulent préparer une thèse ; de plus, ce laboratoire est encore peu connu à l'étranger.

« Les travaux faits au laboratoire sont publiés dans les *Archives de physiologie de Pflüger* et dans la *Zeitschrifft für Physiologie und Psychologie der Sinnesorgane.*

« En résumé, le laboratoire de Gœttingue est encore au début de sa formation, les moyens de travail y sont excellents, mais il est difficile d'avoir plus de quatre sujets pour un travail.

« En 1888, a été fondé à Bonn par M. Martius le troisième laboratoire de psychologie expérimentale en Allemagne ; ce laboratoire est une possession privée de Martius ; il se trouve dans les locaux appartenant au laboratoire de physique. Il y a en tout cinq grandes pièces bien éclairées et deux chambres noires ; les appareils qui se trouvent au laboratoire sont les mêmes que ceux du laboratoire de Leipzig, et on peut dire que c'est en petit le laboratoire de Leipzig.

« Le personnel du laboratoire se compose de Martius et de deux élèves, le plus grand nombre d'élèves qui sont venus au laboratoire était de cinq ; la cause de ce petit nombre se trouve encore ici dans les examens ; Martius n'étant pas examinateur pour le doctorat, il est difficile de présenter à Bonn une thèse sur un sujet de psychologie expérimentale.

« Les travaux faits au laboratoire sont publiés dans les *Philosophische Studien.*

« Il nous reste encore un laboratoire, celui de Berlin, sur lequel, malheureusement, nous n'avons pas beaucoup à dire : fondé il y a quelques années par

M. Ebbinghaus, il n'a pas de subvention régulière, il occupe deux pièces et est organisé surtout pour les démonstrations ; le nombre d'appareils qu'on y trouve est très restreint : un chronoscope de Hipp avec quelques appareils accessoires, une série de boîtes de même grandeur, mais de poids différents, un support permettant d'immobiliser le bras, de sorte qu'on puisse soulever un poids en pliant seulement le coude, enfin quelques appareils d'optique et de physique. Il n'a pas été fait de travaux spéciaux dans ce laboratoire ; les huit élèves qui y venaient cette année, faisaient des expériences pour se familiariser avec les appareils et les méthodes de la psychologie expérimentale ; mais Ebbinghaus espère que dans deux ans il aura des locaux bien vastes et une subvention régulière, ce qui lui permettra de faire des travaux originaux. »

En Amérique, les laboratoires sont extrêmement nombreux ; nous manquons de détail sur leur organisation ; ceux dont nous connaissons l'existence sont situés dans les villes suivantes :

New-York, Philadelphie, Worcester, New-Haven, Providence, Ithaca, Medissona, Chompen, Harvard, Chicago, Toronto.

En Europe, les villes suivantes possèdent des laboratoires : Leipzig, Göttingue, Bonn, Berlin, Copenhague, Gronengen (Hollande), Genève, Liège, Rruxelles, Stockholm, Oxford, Cambrige.

CHAPITRE II

LES MÉTHODES PSYCHOLOGIQUES

On n'a pas toujours été d'accord sur les limites à poser entre la psychologie et les sciences voisines. On sait que les auteurs de l'école spiritualiste avaient une tendance marquée à restreindre le domaine de la psychologie, et ils évitaient de toucher à un grand nombre de problèmes sous le prétexte un peu frivole que ces problèmes ressortissaient à la physiologie. De nos jours, la psychologie est devenue envahissante, et l'on trouve dans l'outillage de nos laboratoires un si grand nombre d'appareils graphiques, électriques et autres que nous avons empruntés à la physiologie qu'on a parfois quelque peine à établir une ligne de démarcation entre la psychologie proprement dite et la physiologie du système nerveux.

Nos études ont cependant une caractéristique qui, bien comprise, empêchera toute confusion. On sait ce que veut dire le mot introspection, qui a pour synonyme sens intime, sens interne, conscience, etc.

C'est l'acte par lequel nous percevons directement ce qui se passe en nous, nos pensées, nos souvenirs, nos émotions. L'introspection, peut-on dire, est la base de la psychologie, elle caractérise la psychologie d'une manière si précise que toute étude qui se fait par l'introspection mérite de s'appeler psychologique, et que toute étude qui se fait par une autre méthode relève d'une autre science. Nous nous permettons d'insister sur ce point, que les recherches modernes de psychologie physiologique ont parfois fait perdre de vue.

Il faut bien comprendre que nous prenons ici le mot introspection dans le sens le plus large. Souvent, on ne désigne par ce mot que le cas bien connu du philosophe, qui, suivant une image légendaire, se replie sur lui-même pour s'observer et s'analyser. Ce n'est là qu'une des nombreuses circonstances, et non la meilleure, où l'introspection trouve l'occasion de s'exercer. Lorsqu'on invite plusieurs personnes à s'observer sur un point déterminé, lorsqu'on interroge des personnes sur leurs impressions internes et qu'on synthétise ensuite leurs témoignages, lorsqu'on les soumet à certaines expériences et qu'on leur demande ensuite de chercher à se rendre compte de l'effet que ces expériences ont produit sur leur conscience, lorsque enfin, sans les interroger, sans même les avertir qu'on les soumet à une étude, on observe leurs gestes, leurs jeux de physionomie, leurs paroles, leurs jugements et leur conduite, et que de ces signes extérieurs on infère qu'elles éprouvent certaines émotions et certaines passions, — dans tous ces cas, et dans bien d'autres que nous pourrions ajouter à la liste, on arrive, soit d'une manière directe, soit d'une manière détournée, soit avec certitude, soit avec chances d'erreur, à lire dans les états mentaux d'une personne, et à se représenter ces états comme si on les éprouvait personnellement; or, faire l'étude de phénomènes de cette nature, c'est faire de l'introspection, et par conséquent de la psychologie.

Mais après avoir fait sentir le caractère commun de toutes les recherches différentes que nous venons d'énumérer, il importe de dire que les circonstances dans lesquelles se fait l'introspection ont une influence capitale sur la valeur de cette méthode. Ces circonstances appartiennent à deux genres; dans certains cas on fait de l'observation, dans d'autres cas on expérimente, et l'introspection présente des caractères différents suivant qu'elle prend la forme de l'observation, ou la forme d'une expérience véritable.

Les physiologistes qui, comme Claude Bernard, se piquent de philosophie, ont pris le soin de distinguer l'observation et l'expérience; et ils sont arrivés à cette conclusion que l'expérience ne diffère pas sensiblement de l'observation, car elle ne serait autre chose qu'une observation provoquée; définition qui, on doit le reconnaître, s'applique assez exactement aux recherches physiologiques; la vivisection est une expérience parce qu'elle consiste dans une certaine opération chirurgicale qui prépare et provoque l'observation.

Cette définition ne serait pas suffisante en psychologie, et il faut la remplacer par une autre. Avec les philosophes, nous donnerons le nom d'observation à l'acte qui consiste à saisir un phénomène psychologique tel qu'il est, tel qu'il se présente, avec les caractères qu'il possède naturellement, et les conditions qui l'entourent; on fait de l'observation quand on étudie en soi-même, par le souvenir, les signes de la colère; de l'observation encore, quand on interroge méthodiquement un malade, jour par jour, sur ses idées fixes et sur son état mental en général. L'expérimentation est d'un tout autre ordre; elle suppose qu'on a constaté une liaison, une relation entre le phénomène psychologique et un autre phénomène sur lequel on a prise; l'expérimentation consiste à exploiter cette liaison de phénomènes, en cherchant à modifier l'un des deux termes pour connaître les effets de cette modification sur l'autre. L'exemple type est l'étude psychologique sur les sensations; au moyen d'une certaine excitation, poids, lumière, odeur, peu importe, on agit sur la conscience d'un sujet, on la modifie d'une certaine manière; le sujet, interrogé, fait part de son introspection, il décrit ce qu'il ressent; puis, on modifie l'excitation, on modifie sa nature, son degré, son siège, ses concomitants, et on recherche quel est le nouvel état de sensation qui résulte de cette modification.

En adoptant cette distinction fondamentale, nous diviserons ce livre en deux parties ; la première sera consacrée aux méthodes d'expérimentation, la seconde aux méthodes d'observation.

Dans la première partie, nous réunirons les études sur la sensation, le mouvement, la mémoire et la psychométrie. Dans la seconde partie, nous traiterons spécialement des enquêtes de psychologie qui se font par questionnaires.

En entrant dans le détail des méthodes et des expériences, on s'apercevra qu'en général les études sont d'autant plus précises et plus satisfaisantes qu'elles s'appliquent à des points plus limités, et qu'au contraire les investigations qui portent sur de vastes ensembles et donnent une idée synthétique de l'esprit ont le tort de produire des résultats vagues et invérifiables. Ainsi l'étude sur les sensations, telle qu'on peut la concevoir aujourd'hui, est une des parties les plus achevées de la psychologie ; on y atteint le degré désirable de rigueur ; mais en général l'expérimentation ne porte que sur un détail qui, aux yeux des profanes, paraît tellement infime et insignifiant, qu'il ne mériterait nullement les longues et patientes études dont il est l'objet : lorsqu'on voit par exemple ce qu'il a fallu de recherches pour se rendre compte de petits faits relatifs à l'influence de l'intensité de l'excitation sur la sensation, l'esprit impatient de plus d'un psychologue s'insurge contre ces recherches fastidieuses qui n'ont, semble-t-il, qu'une portée limitée et on préfère volontiers des généralisations mêmes hâtives sur la nature de l'esprit et le caractère de ses tendances.

Il est de fait qu'on publie en moyenne un seul recueil d'observations pour dix ouvrages de grandes théories.

CHAPITRE III

LES SENSATIONS, LES PERCEPTIONS, L'ATTENTION

L'étude des sensations, celle des mouvements, celle de la mémoire et celle de la durée des actes psychiques forment les parties de la psychologie qu'on a le mieux réussi à soumettre à l'expérimentation régulière.

I

Il est très difficile de donner une définition précise et satisfaisante des sensations ; on peut dire que c'est le phénomène de conscience qui succède directement à une excitation des organes sensoriels, vue, ouïe, toucher, etc., et qui nous permet d'entrer en relation avec le monde extérieur.

Dans la vie, notre organisme est soumis à un nombre très considérable d'excitations — les habits flottent continuellement contre notre corps, il y a toujours des bruits qui se produisent autour de nous, notre regard rencontre un nombre infini d'objets et de points lumineux, enfin en nous-même il se produit une continuité de changements organiques, respiration, circulation, digestion, etc.; nous nous trouvons donc toujours sous l'influence d'un nombre prodigieux d'excitations de toutes sortes, mais les sensations produites par ces excitations restent pour la plupart à l'état latent, en dehors de notre conscience; un petit nombre seulement de ces excitations arrivent à fixer notre attention et à devenir conscientes.

Ces sensations qui se dégagent parmi les autres sont toujours accompagnées de mouvements réflexes généraux ou mouvements d'accommodation de l'organe, ou mouvements d'expression; de plus, notre esprit, en prenant conscience des impressions externes, essaye de les classer parmi les faits déjà connus, ce qui suppose des actes de mémoire et de jugement; et toutes les fois que cela est nécessaire, nous cherchons à percevoir, au delà de la sensation, la nature de l'objet qui l'a produite et à faire acte de connaissance; enfin, les sensations sont en général accompagnées d'états affectifs différents, qui les colorent et leur donnent une signification particulière.

On peut donc dire que toute sensation se compose de deux parties : d'un côté une excitation extérieure, une force qui modifie un organe sensitif approprié, d'un autre côté une personne qui sent, cherche à connaître, réfléchit et agit.

Dès le début de ces études, nous ne saurions assez insister sur cette idée que la sensation, en tant qu'élément simple, ne se réalise jamais isolément sur une personne adulte; c'est pour les besoins de l'étude et de l'analyse qu'on sépare la sensation de tout ce qui l'accompagne; dans la réalité, derrière la sensation il y a toujours l'intelligence, comme derrière le mouvement il y a toujours la volonté.

On établit deux groupes dans les sensations, suivant que l'excitation vient du dehors ou est intérieure, c'est-à-dire résulte d'un changement dans notre organisme ; les premières sensations sont dites externes et les secondes internes.

Nous ne nous arrêterons pas longtemps sur les sensations internes. Elles sont difficiles à étudier et l'ont été très peu jusqu'ici; cette difficulté provient de ce fait qu'on n'est pas maître de l'excitation, on ne peut pas la faire varier; de plus ces sensations sont en général très vagues, difficiles à décrire, elles sont mal localisées ; et pour bien s'en rendre compte le sujet doit posséder un pouvoir d'analyse bien plus considérable que dans le cas de sensations externes. On a cependant fait de bonnes recherches sur la sensation de vertige (Delage).

Nous ne traiterons avec détail que les méthodes relatives aux sensations externes; c'est le chapitre le plus développé et le mieux étudié de la psychologie expérimentale, parce que l'étude de la sensation a pour contrôle l'excitation extérieure dont l'expérimentateur reste toujours le maître. Expliquons ceci par quelques exemples.

Toute expérience sur les sensations externes se

décompose en deux temps: le premier temps consiste à produire une certaine excitation sur un point déterminé du corps; par exemple on appuie les deux pointes du compas, avec tel écart, sur telle région de la main; ou bien on produit une sensation visuelle bien définie en faisant approcher de l'œil dans la vision indirecte un carré rouge de tant de centimètres, etc.; le second temps de l'expérience consiste à interroger le sujet, et à rechercher l'impression exacte qu'il a éprouvée.

On ne connaît cette impression que d'une manière indirecte d'après le témoignage du sujet; il faut s'en remettre sur ce point à sa sincérité et à sa bonne volonté. Si l'impression que le sujet ressent et dont il nous fait part n'était liée à aucun phénomène extérieur appréciable, nous ne pourrions exercer dans ces conditions aucune espèce de contrôle. Mais dans les recherches sur les sensations, il existe une relation constante entre l'excitation et l'effet qu'elle produit; on peut disposer à son gré de cette excitation, la modifier de différentes façons, avec une entière précision, changer son siège ou sa nature, augmenter son intensité ou sa durée et rechercher chaque fois quels sont les changements correspondants qui se produisent dans les sensations.

Il en résulte qu'on peut comparer le sujet à lui-même en lui faisant subir, à des intervalles plus ou moins longs, des excitations identiques, afin de rechercher si ses réponses sont concordantes;

cette même méthode permet de comparer entre eux des sujets différents puisqu'on peut mettre ces différents individus dans les mêmes conditions extérieures.

C'est là ce que dans les chapitres précédents nous avons appelé expérimentation. Toute personne qui, soumise à des expériences de ce genre, simulerait, ou, ce qui est plus vraisemblable, ferait des réponses sans réfléchir et sans prendre la peine de s'observer avec soin, donnerait des résultats qui seraient tellement contradictoires que par là même la personne serait jugée.

Il est de la plus grande importance, on le comprend, de choisir un individu qui soit capable de s'analyser et possède ce qu'on peut appeler le *sens psychologique*. Cette aptitude à l'analyse des états de conscience a toujours été considérée comme fondamentale par les anciens psychologues, qui comme Mill, Bain, et ceux de l'école française employaient l'introspection à l'exclusion de toute autre méthode. Dans ces dernières années, le perfectionnement de l'outillage des laboratoires a fait un peu perdre ce point de vue. On s'est avant tout occupé de perfectionner les chronomètres et les différents appareils servant à la mesure des sensations; la durée des phénomènes de conscience a été mesurée en millièmes de seconde. L'expérimentateur s'est trouvé forcé d'accorder la majeure partie de son attention à des appareils qui étant très délicats ont besoin d'une surveillance continuelle pour fonctionner exactement. Il en est résulté qu'on a moins regardé, moins observé le sujet en expérience; on a cherché à abréger autant que possible ses réponses, et le récit des expériences est en général sobre de détails sur l'état psychologique à étudier.

On peut se rendre compte de cette tendance d'esprit en voyant comment les expérimentateurs étrangers ont l'habitude de conduire leurs recherches. Prenons les expériences sur la perception et le sens du temps, expériences qui consistent à comparer deux intervalles de temps limités par des bruits. La personne devant se prêter à ces recherches a son jour et son heure de rendez-vous; les appareils et le reste sont prêts avant son arrivée; on l'introduit aussitôt dans une pièce obscure « afin d'écarter, dit-on, toutes les distractions », et on l'y laisse seule; l'expérimentateur ne reste point en contact avec elle pour l'interroger et connaître ses impressions; il est, pendant toute la durée des expériences, dans une pièce éloignée et les deux personnes ne communiquent que par des timbres électriques.

On fait percevoir au sujet successivement les intervalles à comparer; il doit répondre à une des trois questions formulées d'avance : *égal*, *plus grand* ou *plus petit*. Il ne peut ajouter aucun commentaire à ces réponses, par l'excellente raison qu'il les transmet au moyen du signal électrique; un coup de timbre est donné pour signifier égal; deux coups de timbre signifient plus grand; et trois coups de timbre signifient plus petit. Ainsi, on ne demande au sujet aucun examen de conscience, et on l'empêche de porter une attention soutenue sur les phénomènes internes qui peuvent se produire en lui. On le réduit au rôle d'un automate. Au bout d'une demi-heure, quand on pense que le sujet est fatigué, on suspend l'expérience jusqu'au jour suivant. Le sujet se retire sans échanger le plus souvent le moindre commentaire avec l'expérimentateur. On obtient de la sorte des études et des traités qui contiennent beaucoup de plans d'appareils, beaucoup de tables et de chiffres, et très peu de renseignements sur le détail des états de conscience et sur l'observation du sujet.

Si les psychologues étrangers ont adopté depuis longtemps cette méthode, qui date probablement de Fechner, c'est parce qu'ils ont voulu recueillir avant tout des résultats simples et précis, avec l'arrière-pensée de les soumettre au calcul. La simplicité est en effet obtenue et en quelque sorte imposée par cette méthode. Si par exemple dans les expériences sur le sens du temps, au lieu de poser d'avance les trois réponses possibles du sujet, on lui laissait la liberté d'exprimer ce qu'il ressent, verbalement ou par écrit, on provoquerait à coup sûr une très grande variété de réponses; ces réponses, on ne pourrait pas aussi facilement les classer, les manier, en extraire des moyennes, et en définitive établir des formules mathématiques.

En somme, les expérimentateurs étrangers semblent souvent prévoir d'avance les résultats des expériences, avant de les organiser; ils prévoient que chaque sujet pourra répondre de deux ou trois façons différentes; et les recherches qu'ils font ensuite semblent n'avoir d'autre but que de déterminer le nombre de fois que chacune de ces réponses sera donnée; on ne recherche donc à déterminer qu'une quantité numérique, pouvant s'exprimer ensuite dans des calculs et dans des tables. On vise à la simplicité; mais ce n'est qu'une simplicité factice, artificielle, produite par la suppression de toutes les complications gênantes.

En réalité, les états de conscience éprouvés par une personne dans les conditions sus-indiquées, sont complexes, variables d'un moment à l'autre, et surtout variables d'une personne à l'autre. C'est en éliminant ces complications bien réelles, en effaçant toutes les différences individuelles qu'on arrive à une simplicité qui a un grand défaut, celui de ne pas être vraie.

A notre avis, il ne faut point chercher à limiter, et à simplifier les réponses du sujet en expérience; il faut au contraire lui laisser la pleine liberté d'exprimer ce qu'il sent, et même le convier expressément à s'observer de près pendant tout le cours de l'expérience; cette manière de procéder a l'avantage de ne pas restreindre la recherche dans le cercle de l'idée préconçue; on peut constater maintes fois des faits nouveaux et non prévus, qui permettent souvent de comprendre le mécanisme d'un certain état de conscience. Un exemple va nous le montrer. L'un de nous a fait des recherches sur la localisation des sensations tactiles[1]; après chaque expérience isolée,

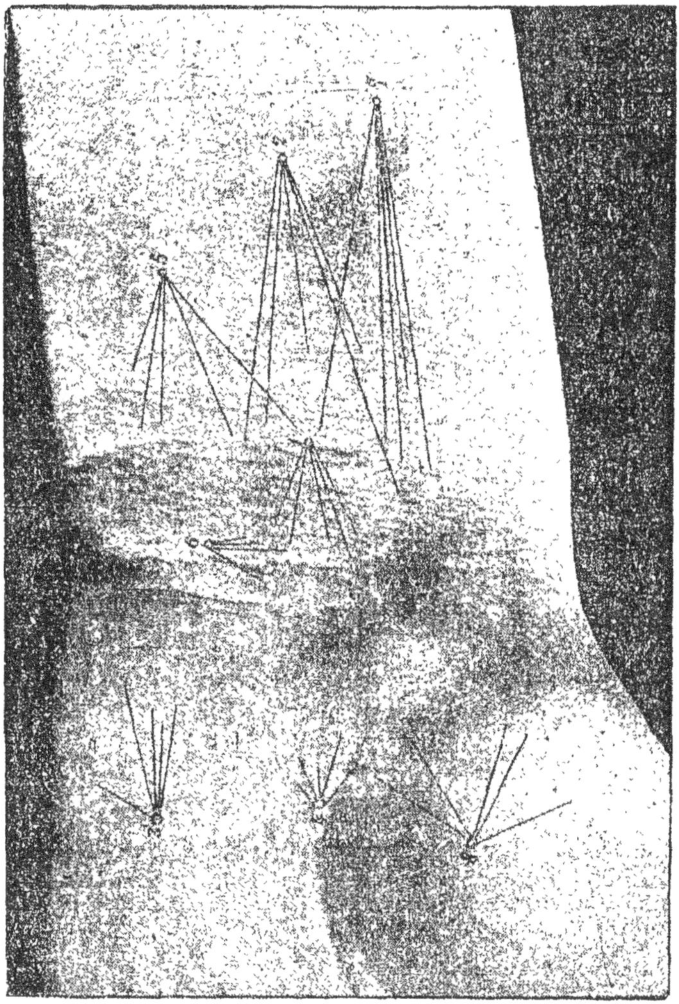

Fig. 1. — Localisation des sensations tactiles.

le sujet était interrogé avec soin, non seulement sur

(1) *Arch. de Physiologie*. Octobre 1893. Victor Henri. — Recherches sur la localisation des sensations tactiles.

la localisation qu'il donnait au contact, mais encore sur les faits accessoires qui pouvaient se passer en même temps dans son esprit; c'est par ces interrogations répétées qu'on est parvenu à comprendre le mécanisme de la localisation, mécanisme dont on n'avait aucune idée en commençant les expériences. L'expérimentateur avait remarqué que pour un même point de la peau qu'on excite, les erreurs de localisation se font presque toutes dans une même direction; ainsi, lorsqu'on touche avec une pointe mousse la face antérieure du poignet, à 4 centimètres du pli qui sépare la main de l'avant-bras, le sujet indique sur une photographie de son bras, comme siège de ce contact, un point se trouvant à quelques millimètres du pli (fig. 1). Si au lieu de simplement noter cette localisation, on fait attention à la manière dont le sujet s'exprime pour l'indiquer, on remarque qu'il parle volontiers du pli, et qu'il considère la distance entre le pli et le point touché. On remarque ensuite que le sujet, quand il a la main ouverte et posée sur la table, sent la position du pli, qui lui est attestée soit par des souvenirs récents, soit par de légères sensations actuelles. C'est en réunissant et en interprétant ces faits de conscience qui ne peuvent être révélés que par des sujets intelligents qui s'observent avec soin, qu'on parvient à comprendre le sens des erreurs de localisation, et par conséquent le mécanisme de cette localisation. On localise les sensations tactiles en les rapportant à des points de repère connus et familiers, constitués principalement par des plis et des saillies d'os; les erreurs de localisation proviennent de ce qu'on sous-estime la distance entre deux contacts de la peau, d'où il résulte que tout point touché a une tendance à être localisé plus près du point de repère qu'il ne l'est en réalité. Nous pourrions citer beaucoup d'autres cas où l'examen psychologique du sujet pendant les expériences a fait faire des découvertes très intéressantes.

II

Toutes les expériences de psychologie que l'on peut pratiquer sur les sensations se trouvent exprimées dans la proposition suivante : *on cherche à découvrir les relations qui existent entre les différentes sensations et les excitations qui les provoquent.*

Pour donner plus d'unité aux descriptions qui vont suivre, nous reprendrons l'exemple qui vient de nous servir, relatif à ce qu'on a appelé la psychologie de la peau ; et nous décrirons les différentes recherches en les appliquant à des expériences sur les sensations de contact, de pression et de température. Il est bien entendu que ce sont là de simples exemples, et que nos explications s'appliqueraient aussi bien aux autres espèces de sensations.

Sous le titre général de relation entre l'excitation

et la sensation, on peut étudier les points suivants :

1° Quel est le minimum d'excitation nécessaire pour qu'une sensation consciente se produise ;

2° Quelle doit être la durée d'une excitation pour qu'elle soit sentie ;

3° Quelles sont les influences provenant du siège de l'excitation ;

4° Quelle est l'influence produite par la nature des excitations ;

5° Quelle doit être la différence d'intensité entre deux sensations pour que cette différence soit perçue ;

6° Quelle est l'influence produite par la disposition de l'organe, etc., etc.

Il est à remarquer que dans tous les cas, le sujet en expérience porte un jugement de comparaison entre deux sensations différentes ; il ne peut comparer directement la sensation à l'excitation.

1° *Seuil de l'excitation* [1]. — Le sujet étend la main sur la table ; la main lui est cachée par un écran ; on dépose sur la face dorsale de sa main des séries de poids, et chaque fois on interroge le sujet pour savoir ce qu'il sent ; on recherche quel est le poids le plus petit qu'il puisse percevoir, c'est là ce qu'on appelle le seuil de l'excitation. Pour cette expérience, on se sert de petits cubes de liège formant une série allant de 1 milligramme à 1 déci-

(1) Pour l'étude du seuil de la conscience relativement au sens de pression, voir Aubert et Kammler, *Moleschott's Untersuchungen zur naturlehre des Menschen*, V, 145.

gramme ; on a soin que la surface en contact avec la peau, ait toujours la même dimension, et il y a des précautions à prendre au moment où l'on dépose le poids sur le dos de la main.

On peut employer plusieurs méthodes. L'une d'elles porte le nom de *méthode des plus petites différences perceptibles*. Voici en quoi elle consiste. On essaye d'abord un poids de 1 milligramme ; il n'est point senti ; on essaye les suivants, jusqu'à ce qu'on provoque une sensation consciente ; supposons que cette sensation se produise avec le poids de 4 milligrammes. On recommence alors en sens inverse, c'est-à-dire qu'on essaye des poids de 7 milligrammes, de 6, de 5, etc., en demandant chaque fois au sujet ce qu'il sent ; et on note le poids pour lequel la sensation disparaît. Ce poids indique ce qu'on appelle le *seuil de conscience*.

Dans cette méthode, quand on suit l'ordre descendant des poids, le minimum perceptible est situé plus bas que lorsqu'on suit l'ordre ascendant. La méthode, du reste, prête à quelques critiques ; le sujet sachant presque toujours s'il a affaire à une série croissante ou décroissante d'excitations peut s'imaginer qu'il ressent quelque chose, pour un poids qui n'éveillerait aucune sensation, si on ne s'attendait pas à en éprouver une. C'est ce qui se produit principalement dans la série décroissante.

Une autre méthode, *la méthode des cas vrais ou faux*, consiste à produire les sensations de poids, sans suivre aucun ordre régulier ni conçu d'avance ;

le sujet, chaque fois, doit annoncer s'il éprouve une sensation quelconque ; et en répétant l'épreuve un grand nombre de fois, on arrive à calculer le nombre de réponses justes, qui sont données pour chaque degré d'excitation. Cette méthode est à l'abri des erreurs qui proviennent des idées préconçues ; mais elle a l'inconvénient d'exiger des recherches très nombreuses pour éliminer la part du hasard.

Il est probable que dans la plupart des cas où elle est appliquée, cette méthode montre qu'il n'existe point une limite au-dessus de laquelle il y a sensation consciente et au-dessous de laquelle il n'existe pas de sensations, mais plutôt une zone, un passage régulier et progressif entre la sensation pleinement consciente, la sensation demi-consciente et l'absence de sensation. En effet, pour un certain poids, la réponse juste se produit dans les neuf dixièmes des cas ; pour un poids un peu plus faible, la réponse juste se produit dans une proportion supérieure à ce que donnerait le hasard, par exemple, dans les sept dixièmes des cas ; il y a donc à ce niveau un premier degré de perception ; au-dessous, le hasard seul semble répartir les réponses exactes et erronées ; il n'y a plus de perception.

Influence de l'intensité de l'excitation[1]. — Ce problème est celui que Weber a examiné un des premiers, et auquel Fechner a consacré de longues

(1) Relativement au sens de pression, cette question a été étudiée par J. Merkel, *Abhängigkeit zwischen Reiz und Empfindung*, Philos. Stud, V, p. 253-291.

recherches expérimentales, et une analyse mathémathique approfondie. On a donné à l'ensemble des travaux sur ce point le nom de *psycho-physique*.

La question qu'on se propose de résoudre est celle de savoir s'il existe une relation entre la variation d'intensité d'une excitation et la variation de la sensation. Supposons qu'on mette successivement, sur la main étendue d'une personne, une série de poids variant par exemple de 1 à 100 grammes ; pendant cette succession d'essais, le sujet éprouvera une succession de sensations différentes, qui lui feront juger d'une manière générale que le poids posé sur sa main augmente. On connaît, au moyen de la balance, les différences des poids successifs, ou, comme on dit en termes abstraits, la variation d'intensité de l'excitant ; le psycho-physicien cherche à mettre en rapport avec cette première variation la variation subie par la sensation de poids.

On a subdivisé le problème en plusieurs parties que nous allons indiquer rapidement :

1° On a recherché quelle doit être la plus petite différence d'intensité entre deux excitations pour qu'elle soit sentie ; dans l'exemple cité, ceci revient à savoir quel poids il faut ajouter à un premier poids, pour que le sujet s'aperçoive de l'augmentation de charge. Deux méthodes sont employées : d'abord, la *méthode des plus petites différences perceptibles ;* ensuite, la *méthode des cas vrais et faux.*

Dans la *méthode des plus petites différences perceptibles*, on modifie par degrés presque insensibles la première excitation jusqu'à ce que le sujet avertisse qu'il perçoit une modification ; ainsi, on exerce sur l'index gauche une pression de 100 grammes, répartie sur une surface de 7 millimètres carrés ; dans ces études, la surface de peau intéressée est un élément presque aussi important que le poids. Ensuite, sur l'index droit, on exerce une pression de plus en plus forte jusqu'à ce que le sujet accuse une différence ; la différence ne se produit que lorsque la seconde pression est égale à 108^{gr},3. Si on exerce des pressions successivement sur le même index, on sent une différence quand la seconde pression est de 106^{gr},3. Donc, il faut ajouter à 100 grammes une pression de 8^{gr},3. ou de 6^{gr},3 (suivant les cas que nous venons de distinguer) pour éveiller une sensation différente. Cette différence d'excitation constitue la plus petite différence perceptible. On a constaté qu'elle est, dans certaines limites, proportionnelle à l'intensité de l'excitation la plus faible.

On étudie aussi cette question, avons-nous dit, par la *méthode des cas vrais et faux*. Nous avons déjà donné un premier exemple de l'application de cette méthode, en parlant du seuil de la conscience. Elle consiste, pour le sujet, à se rendre compte de la sensation qu'il éprouve en cherchant à deviner l'intensité de l'excitation. Voici comment l'expérience se dispose.

On exerce sur l'index une pression de 100 grammes, puis une pression de 92 grammes et on demande au sujet si cette seconde pression est plus petite, égale ou plus forte que la première; on répète l'expérience un grand nombre de fois, on trouve que pour 100 réponses, il y a 65 réponses exactes, 25 réponses « égal » et 10 réponses « plus grand ». Les rapports entre ces différents nombres peuvent indiquer jusqu'à quel point la différence des deux poids est sentie. Cette méthode qui a été beaucoup employée par Fechner, G. Muller, J. Merkel et d'autres psycho-physiciens allemands, présente de grandes difficultés, car l'erreur commise en disant que la pression de 92 grammes est plus forte que celle de 100 grammes, n'est pas du même ordre que l'erreur commise en disant que ces deux pressions sont égales et on a quelque peine à tenir compte de cette différence dans les calculs. De plus, cette méthode exige un grand nombre d'expériences pour l'élimination du hasard.

2° L'étude de l'intensité de l'excitation soulève une seconde question : quelle doit être la relation entre deux excitations pour que la sensation produite par l'une paraisse deux fois plus forte que celle produite par l'autre? Pour cette question, on procède encore par la *méthode des plus petites différences perceptibles*. On exerce sur l'index de la main gauche une pression de 100 grammes; sur la main droite on exerce une pression qu'on fait varier successivement, par degrés insensibles, jusqu'à ce qu'elle paraisse le double de la première. On procède ensuite en suivant l'ordre décroissant; on trouve comme résultat 204,96. Il faut que la seconde pression soit égale à ce nombre pour être jugée double de la première.

3° Une troisième et dernière question a été examinée, relativement à l'intensité de l'excitant. Etant données deux excitations, rechercher une troisième excitation qui donnerait une sensation qui serait un moyen terme entre la sensation la plus forte et la sensation la plus faible. C'est toujours la *méthode des plus petites différences perceptibles* qu'on emploie. On exerce successivement sur un même doigt une pression de 100 grammes, puis une de 1.000 grammes, et enfin on cherche une pression qui paraisse être intermédiaire aux deux premières; on la trouve égale à 430 grammes.

On a fait quelques réserves sur les deux dernières questions que nous venons d'indiquer; elles soulèvent beaucoup d'objections. On se demande s'il est juste de dire d'une sensation qu'elle est double d'une autre, ou qu'elle est un moyen terme entre deux autres sensations.

4° *Siège de l'excitation* [1]. — Dans des expériences sur la sensibilité tactile, qui présente une surface si grande et si variée pour les explorations, on peut rechercher quelles sont les influences qui sont liées au siège de l'excitation. Nous supposons qu'on interroge la sensibilité tactile avec l'esthésiomètre de Weber, compas dans lequel une graduation indique

(1) Travaux de Vierordt et de ses élèves, et ceux de Camerer. (*Zeischr. fur Biologie*, années 1870, 71, 72; 78, 79, 81, 83, etc.)

l'écartement des deux pointes. On sait que, suivant cet écart, les deux pointes peuvent être senties simples ou doubles, que dans les régions les plus fines, comme les lèvres et la pulpe des doigts, l'écart minimum nécessaire pour la distinction des points est moins considérable que pour les régions obtuses du tronc. L'écart minimum pour la pulpe de l'index est de $2^{mm},2$; pour la région dorsale du tronc, il est de 54 millimètres. On arrive à préciser cet écart en employant soit la *méthode des plus petites différences perceptibles*, soit la *méthode des cas vrais et faux;* dans le premier cas, on applique les deux pointes rapprochées, puis on les écarte progressivement jusqu'à ce que la sensation double apparaisse ; puis on procède inversement, avec un très grand écart, qu'on diminue jusqu'à ce que la sensation double s'efface. Dans la méthode des cas vrais et faux, on expérimente avec un écart quelconque et on fait deviner au sujet si on appuie avec une pointe ou deux; le rapport des réponses justes et des réponses fausses sert à indiquer si la perception est réelle.

Dans d'autres expériences, on demande au sujet d'indiquer exactement l'endroit où l'excitation tactile a lieu. Cette étude de localisation, que l'un de nous a faite récemment, peut être exécutée à l'aide de plusieurs méthodes : la méthode visuelle, qui consiste simplement à retrouver par la vue le point touché; la méthode tactile, qui consiste à retrouver avec la main, en tâtonnant, et sans le secours des yeux, le point touché; et enfin la méthode photographique, plus sûre que les deux autres, qui se fait en indiquant sur une photographie de la région le point touché.

On peut rattacher à l'étude du siège des sensations l'étude comparative de la sensibilité des différentes régions. Supposons qu'on veuille comparer la sensibilité à la pression pour la face dorsale de la main et pour les doigts. On exercera sur la main une pression de 2 grammes et puis sur l'index de l'autre main on exercera des pressions qu'on fera varier successivement jusqu'à ce que la pression sur l'index paraisse égale à la pression sur la main; on trouve ainsi 5 grammes; puis on recommence en laissant le poids de 5 grammes sur l'index et en faisant varier la pression sur la main.

Un autre cas où cette méthode pour le sens de la peau a été employée est relatif à l'étude de la perception de la distance entre deux points de la peau : on touche la face dorsale de la main avec deux pointes mousses, on touche avec deux autres pointes le bras et on fait varier successivement l'écart de ces deux pointes jusqu'à ce que leur distance paraisse égale à la première [1].

(1) Sur cette méthode, appelée la méthode des équivalents, voir Camerer, *Zeitschr. für Biologie*, 1887.

IV

Nous venons de décrire une série d'expériences dans lesquelles on recherche l'influence que la nature de l'excitation produit sur la sensation éprouvée.

Nous avons supposé le sujet recevant passivement la sensation, et occupant toute sa pensée à se rendre compte de ce qui se passe en lui. Cet état mental n'est pas habituel. D'ordinaire une impression consciente provoque une réaction de la part du sujet, réaction non seulement motrice, mais intellectuelle; l'attention se fixe sur la sensation, le jugement intervient pour la classer ou définir ses caractères, et un état émotionnel accompagne l'ensemble.

Dans toute perception que l'on étudie d'après nature et sous la forme concrète, on retrouve ces divers éléments. Lorsqu'une personne, placée dans les conditions que nous avons décrites plus haut, doit localiser une sensation de contact, elle commence par faire un effort d'attention, que l'on voit se manifester dans les très légers mouvements qu'elle a une tendance à exécuter avec la main, et qu'elle arrête volontairement à mesure qu'ils s'ébauchent. L'opération même de la localisation est, comme nous l'avons dit, un acte de jugement qui comprend le souvenir d'un point de repère connu, l'évaluation de la distance du point touché avec ce point de repère, etc. Enfin, suivant que l'opération est faite ou non d'une manière satisfaisante, elle s'accompagne d'un état de satisfaction ou de malaise.

Il serait instructif de pouvoir étudier avec soin ces différentes opérations intellectuelles qui se produisent à la suite d'une impression des sens, et qui ont cette impression pour objet. Cette étude est bien différente, comme point de vue, de celle que nous avons décrite dans la IIe partie ; il ne s'agit plus ici de rechercher les relations de l'excitation antérieure avec la sensation, mais de connaître les états intellectuels qui sont provoqués par cette sensation et réagissent sur elle.

Nous pensons que ce genre de recherches, plus difficile, plus complexe que le précédent, devrait être largement exploité ; on y trouverait très probablement une méthode pour l'étude des fonctions mentales plus élevées que la sensation ; ces fonctions, telles que le jugement, l'imagination, le raisonnement, ne sont guère susceptibles d'expérimentation directe, quand on les prend sous la forme d'actes intellectuels portant sur des idées ; on ne peut, dans ce cas, ni les analyser facilement, ni les soumettre à une mesure même approximative ; au contraire, si ces mêmes actes se trouvent engagés dans des sensations, on peut arriver, dans des circonstances favorables, à modifier la sensation qui les provoque et par là même à agir sur eux.

Un premier exemple de cette méthode, le seul que nous citerons ici, se trouve dans l'étude expérimentale de l'attention. On a fait, dans l'ordre de la sensibilité tactile, des recherches très précises sur le processus de l'attention, et on a constaté que celle-ci passe par des phases successives de concentration et de relâchement, et présente, suivant l'expression consacrée, des oscillations. L'expérience est disposée de la manière suivante : entre deux points rapprochés de la peau, on fait passer un courant d'induction très faible, si faible que le sujet ne peut le percevoir qu'à la condition de concentrer fortement son attention. On observe alors que le sujet ne peut pas maintenir son attention fixe pendant un long espace de temps; l'attention oscille; tantôt on perçoit le courant électrique; tantôt on ne le percoit pas, et tout se passe pour la conscienee comme s'il était intermittent [1].

La durée des oscillations de l'attention est la suivante :

Pour les sensations auditives (tic-tac d'une montre)	4 sec.
Pour les sensations visuelles. . .	3 sec., 2
Pour les sensations tactiles. . . .	2 sec., 5

(1) Voir Lange, *Etudes psychologiques* (en russe), p. 178. Odessa, 1893. Sur le mécanisme des oscillations de l'attention, consulter Münsterberg (*Beitrage f. exp. Psych.*, III) et E. Pace *Phil. Stud.*).

CHAPITRE IV

LES MOUVEMENTS

Il importe de dire avant tout quelle est l'idée générale qui domine la psychologie des mouvements, ou, en d'autres termes, quel est le but que l'on se propose, quelle est la connaissance qu'on peut espérer d'acquérir en faisant, comme psychologue, l'étude des mouvements d'un individu.

Nous avons vu que l'expérimentation sur les sensations se propose comme but principal d'établir une relation entre l'excitation extérieure et la sensation qui en résulte. Cette proposition peut s'appliquer sans grands changements à la question des mouvements, où nous pouvons dire qu'on cherche à établir des relations entre les mouvements qui se produisent, qu'on voit et qu'on enregistre, et les états de conscience multiples qui sont la cause initiale de ces mouvements.

Considérés dans leur cause d'excitation, les mouvements peuvent se répartir en plusieurs catégories, parmi lesquelles nous citerons les suivantes : 1° mouvements réflexes, qui succèdent à une sensation sans que la volonté intervienne pour les produire, et parfois malgré la résistance de la volonté (toux, éternuement, clignement, réflexe rotulien, etc.); 2° mouvements automatiques, qui s'enchaînent les uns avec les autres, et se déroulent également sans que notre volonté ait à intervenir : par exemple les mouvements de la marche ; 3° réflexes idéo-moteurs, mouvements produits par une idée : par exemple le dégoût, etc. ; 4° mouvements expressifs, qui sont la manifestation extérieure d'un sentiment, le rire vrai et faux, la colère, la peur ; 5° mouvements volontaires d'impulsion ou d'arrêt.

Sur les états de conscience qui précèdent, accompagnent ou suivent le mouvement qu'on étudie, le sujet interrogé peut le plus souvent fournir des renseignement instructifs ; il y a dans l'étude des mouvements, comme dans celle des sensations, une partie d'introspection qu'on doit recueillir ; il y a en outre une étude directe, objective, sur les phénomènes visibles du mouvement.

Nous désirons passer en revue les différents moyens qui sont à notre disposition pour observer les mouvements, et étudier les caractères qu'ils présentent, leur vitesse, leur durée, leur direction, leur amplitude, leur puissance, leur coordination, leur ordre de succession, leurs phases, etc. [1]. Il existe

(1) Un traité de psychologie expérimentale devrait, à notre avis, suivre cet ordre pour décrire les mouvements et leur signification psychologique.

deux méthodes, l'une est une simple méthode d'observation, l'autre une méthode d'enregistrement. Nous citerons chemin faisant quelques exemples d'expériences.

La méthode simple d'observation consiste à prendre connaissance du phénomène sans chercher à en garder une trace matérielle. Nos sens sont les premiers observateurs. On peut à l'œil nu, sans appareil d'aucune sorte, observer les mouvements de déplacement des membres, les expressions de physionomie, et même de légers mouvements fibrillaires. Dans les expériences que nous avons faites autrefois avec M. Féré sur les hystériques, l'observation directe nous suffisait pour constater qu'un mouvement étant imprimé à la main insensible de la malade, en dehors de sa vue, la main répétait ensuite le mouvement communiqué. Exposons l'expérience en quelques mots. Il arrive fréquemment dans l'hystérie qu'une région quelconque du corps, par exemple la main, devient complètement insensible ; on peut piquer cette main, traverser la peau avec une longue aiguille, tordre les articulations, lancer dans les doigts des courants d'induction intenses, sans éveiller de douleur, sans éveiller même la moindre sensation consciente. Cependant, chez quelques malades, on observe que la main, en apparence insensible, peut répéter les mouvements qu'on lui communique en dehors de la vue du sujet ; on prend l'index, on le fléchit trois fois sur lui-même, puis on l'abandonne, et on constate que quelque temps après ce même doigt recommence le mouvement de flexion; preuve que le mouvement a été perçu d'une manière ou d'une autre, bien que le sujet prétende ne pas en avoir eu conscience. Nous citons cette courte expérience parce qu'elle est un moyen très simple et très sûr pour connaître ces phénomènes si compliqués d'altération et de dédoublement de la conscience qu'on a décrits dans ces dernières années[1]. Par l'observation des mouvements de répétition, nous voyons en quelque sorte le dédoublement se manifester sous nos yeux.

Des instruments très simples servent à contrôler l'observation et à expérimenter sur les mouvements; ce sont des poids, des balances, des compas, des appareils destinés à immobiliser le bras, des règles graduées en centimètres et en millimètres. La longueur d'un mouvement s'apprécie, dans certaines expériences, en faisant exécuter le mouvement sur une règle graduée, par exemple au moyen d'un curseur qui se meut sur la règle. Dans différents appareils inventés pour l'étude des mouvements, la règle graduée et le curseur sont d'un usage fréquent. On peut faire, et on a fait des recherches très intéressantes sur la longueur du pas, sur les rapports entre la longueur du pas et la vitesse de la marche, sur l'influence de la pente du terrain et de la charge du marcheur, en se servant uniquement d'un mètre pour la mesure du terrain, et

(1) A. Binet, *Altérations de la personnalité*. Paris, F. Alcan, 1892

d'une montre à seconde pour mesurer le temps.

La force musculaire peut être appréciée à l'aide de dynamomètres, dont le plus connu est celui de Régnier. Il est formé d'un ressort élastique ovale, que l'on place dans la main, et dont on se sert en faisant effort pour rapprocher les deux branches dans le sens du petit axe de l'instrument ; le rapprochement des deux branches est mesuré par la déviation d'une aiguille. On peut étudier avec cet appareil soit la pression de la main, comme nous venons de le dire, soit la traction, en tirant l'instrument des deux mains dans le sens de son grand axe. Il y a plusieurs précautions à prendre quand on se sert du dynamomètre : d'abord veiller à ce que l'instrument soit bien en main, à ce que l'effort de pression soit continu et non brusque, et ensuite s'assurer que l'instrument a été exactement gradué, ce qui est rare ; on vérifie la graduation en suspendant au dynamomètre des poids déterminés qui agissent dans le sens de la traction.

M. Féré est un des observateurs qui ont le plus souvent employé le dynamomètre, et il a étudié l'influence exercée sur la pesée manuelle par le travail intellectuel, les différentes excitations des sens, les émotions morales, la fatigue, et divers états pathologiques (*Sensation et Mouvement*, Paris, 1887).

Certains organes cachés à la vue directe s'observent à l'aide d'instruments ou appareils spéciaux ; les cordes vocales à l'aide du laryngoscope, par exemple.

Les méthodes d'inscription ont l'avantage de

recueillir une trace du phénomène, trace permanente qui demeure la preuve de son existence et permet d'en analyser après coup les principaux caractères, que l'observation directe n'aurait parfois pas pu saisir. Le crayon et la plume sont les exemples les plus simples de ce qu'on appelle la méthode graphique ; les traits indiquent la forme exacte des mouvements de la main, c'est-à-dire leur direction et leur grandeur, qu'il s'agisse de lignes, de dessins, ou d'écriture.

Un grand nombre d'expériences très curieuses de psychologie ont été faites avec ce dispositif très simple. Nous signalerons en particulier les expériences faites sur les mouvements simultanés des deux mains. M. Münsterberg a observé quelques phénomènes qui méritent une mention ici ; il faisait avec la main droite et la main gauche des mouvements un peu différents; par exemple, avec la main droite il traçait une ligne verticale pendant qu'avec la main gauche il traçait une ligne horizontale ; ensuite, il s'efforçait de continuer ce même mouvement pendant qu'il se mettait volontairement en état de distraction ; il remarqua alors qu'au bout de quelque temps, la main gauche déforme son mouvement, et arrive à imiter le mouvement de la main droite. Un autre psychologue allemand, M. Loeb, a étudié les mouvements simultanés des deux mains dans des conditions un peu différentes. D'après cet auteur, si on trace avec les deux mains une même figure, en cherchant à la faire égale, le mouvement d'une des deux mains sera d'autant plus ample que cette main sera plus éloignée du corps [1].

On a souvent, dans les expériences de spiritisme, remplacé sans grand avantage le crayon par une *planchette ;* la planchette spirite qui a la forme d'un cœur est portée sur trois roulettes pouvant tourner dans tous les sens, et percée d'un orifice dans lequel on adapte un crayon taillé. La planchette est posée sur une feuille de papier blanc, et la personne en expérience, le médium dans la circonstance, appuie sa main à plat sur la planchette ; s'il possède l'écriture automatique, c'est-à-dire la faculté d'écrire sans avoir la volonté d'écrire ni même la conscience de ce qu'il écrit, la planchette inscrira son écriture ; elle n'a guère d'avantage sur un simple crayon tenu à la main, sinon qu'elle dérobe au medium la vue de son écriture ; pour lire, il faut enlever la planchette.

C'est par les études faites avec la plume, le crayon ou la planchette spirite qu'on est parvenu à connaître l'importance des phénomènes subconscients chez les hystériques, chez les médiums, et même chez quelques sujets considérés comme normaux. Cet exemple nous montre que ce ne sont pas toujours les appareils les plus compliqués qui donnent les résultats les plus importants. Ne faisant point ici de pathologie, nous ne décrirons pas ces expériences d'écriture automatique chez les hystériques. Disons seule-

(1) *Pflüger's Arch.*, XLVI, s. 1-46.

ment qu'on peut les provoquer chez les sujets normaux de la manière suivante : on prend la main du sujet, on lui fait tenir un crayon, puis on cache la main derrière un écran ; on prie le sujet de s'abandonner, de ne faire aucun effort avec la main ; ce qui vaut mieux, on occupe son esprit par une lecture ou une conversation avec un tiers ; pendant ce temps, on conduit sa main, on lui fait écrire certains mots, on éveille ainsi l'inconscient ; avec de la patience, beaucoup de patience — il faut plusieurs jours d'essais parfois infructueux — on arrive à faire écrire spontanément à la main certains mots, et même à développer des phénomènes inconscients d'une certaine importance. Nous n'avons pas besoin d'ajouter que les expériences de ce genre doivent être faites avec tact et modération [1].

Dans certaines expériences de psychologie, nous avons substitué au crayon et à la plume un appareil un peu plus compliqué, qui nous a donné, outre la forme du mouvement, sa durée exacte. Cet appareil, c'est la plume électrique [2].

Elle se compose, au point de vue qui nous intéresse ici, d'une aiguille animée par des courants d'un mouvement de va-et-vient vertical d'une extrême rapidité (10.000 pulsations en moyenne par minute). Cette aiguille est enfermée dans un petit cylindre de métal, que l'on tient comme un porte-plume. On en

(1) A. Binet, *Altérations de la personnalité*.

(2) *Etude sur la vitesse des mouvements graphiques*, par A. Binet et Courtier. *Bulletin du laboratoire*, 1894.

appuie l'extrémité sur une feuille de papier parcheminé, tendue elle-même sur une feuille de papier buvard épais, et pendant que la main exécute tous les mouvements nécessaires au tracé des caractères, l'aiguille, qui monte et descend sans cesse, perfore le papier d'une multitude de piqûres plus ou moins espacées.

Lorsque la page est terminée, on la dispose sur un châssis et on l'encre avec un rouleau d'imprimerie. L'encre passe par les perforations et vient reproduire les caractères sur des feuilles de papier placées au-dessous. L'on constate alors que les différentes parties d'un mot, d'une lettre, d'une simple ligne, sont loin de contenir dans des espaces égaux le même nombre de points. Tantôt la main s'attarde ; tantôt elle précipite ses mouvements ; elle change d'allure plusieurs fois dans une boucle, dans un jambage.

Il était nécessaire, avant de commencer une série de recherches, de nous assurer de la valeur de notre appareil. Pour le vérifier nous l'avons relié, ainsi que le permettait son mécanisme électrique, à un signal de Desprez inscrivant sur un cylindre de Marey toutes les pulsations de l'aiguille. A côté de ce premier tracé, nous avons fait courir celui d'un diapason à 100 vibrations par seconde.

Nous avons d'abord laissé fonctionner la plume sans écrire et nous avons constaté qu'elle donne le même nombre de pulsations dans des temps égaux. Puis, nous l'avons appuyée sur le papier en la maintenant immobile. Le résultat fut pareil. Enfin nous l'avons vérifiée pendant que nous écrivions; dans ce dernier cas, la déperdition de vitesse due à la résistance qu'offre le papier à chaque perforation nouvelle est, au maximum, après trois secondes d'écriture, de deux millièmes de seconde par piqûre, quantité négligeable dans les expériences dont nous avons d'avance arrêté le programme.

Le pointillé tracé par la plume (quand on a mesuré le nombre de ses pulsations par seconde) indique la vitesse du trait ; d'une manière générale, plus les points sont raprochés, plus le mouvement est lent ; avec un certain degré de lenteur, les points se confondent et forment une trajectoire continue ; plus les points sont écartés les uns des autres, plus le mouvement est rapide ; on peut en outre, avec la loupe et un millimètre, mesurer la distance de deux points successifs et calculer exactement la vitesse. Nous donnons (fig. 2) quelques spécimens d'écriture tracés avec la plume électrique. Dans cette figure, on trouve d'abord (1) une ligne droite, dont le pointillé montre que la main augmente progressivement sa vitesse, au commencement du trait, et la diminue vers la fin ; pour la conscience du scripteur, le trait paraît être fait avec une vitesse uniforme. Une série de boucles (2) font voir que c'est au moment du changement de direction, quand on trace l'arc du petit rayon, que la main retarde son mouvement; elle le retarde également au sommet d'un angle (5). Ces diverses influences expliquent les

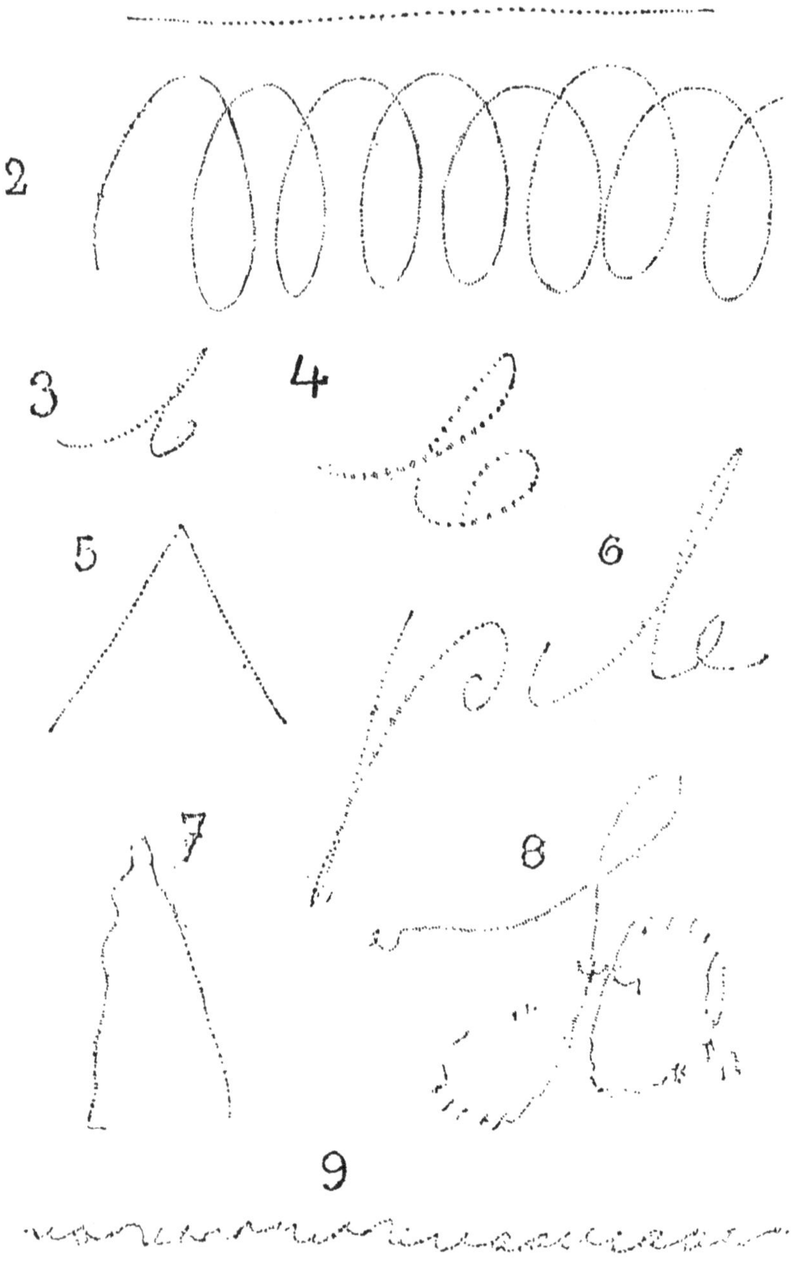

Fig. 2. — Spécimens d'écriture tracés par la plume électrique d'Edison.

particularités que révèle l'étude de l'écriture (3, 4, 6) ; tout changement de direction est marqué par un ralentissement de la main ; la direction et la grandeur des traits exercent aussi une influence. Dans la même figure, nous avons réuni trois spécimens d'écriture pathologique (7, 8, 9, paralysie agitante). Indiquons brièvement ce qu'ils présentent d'intéressant. Le tracé 8 représente les deux premières lettres du mot Salpêtrière, et on voit qu'à certains endroits de l'*S* et de l'*a*, la plume, mal appuyée et obéissant au tremblement de la main, a tracé des lignes droites qui sont perpendiculaires à la direction du mouvement graphique que le malade voulait exécuter. De même, dans la figure 9, qui représente une tentative pour tracer une ligne droite, la main a été animée de mouvements oscillatoires à peu près perpendiculaires à la direction de la ligne. Nous avons toujours constaté ce caractère dans l'écriture tremblée.

On trouve un autre mode d'enregistrement dans l'emploi d'une surface couverte de noir de fumée. Une feuille de papier glacé, qu'on noircit au moyen d'une flamme fuligineuse, est apte à recevoir des empreintes, qui conservent non seulement la forme d'un objet, mais sa position, qu'il réalise à un moment donné. On peut étudier, de cette manière, la locomotion d'un animal, d'un insecte par exemple, en le faisant marcher sur du papier enfumé ; les appuis de ses six pattes se marquent en blanc sur le fond noir, et on peut les rendre indélébiles en recouvrant le tracé d'une couche de vernis. Galton a étudié avec du papier noir de fumée les empreintes digitales.

Cette méthode d'enregistrement a reçu une forme plus perfectionnée au moyen de deux modifications importantes : la première a consisté à faire subir à la surface noircie qui reçoit les empreintes un mouvement régulier de translation, de manière que le lieu où se font les empreintes successives du phénomène qu'on étudie permet de connaître la vitesse du phénomène considéré dans ses diverses phases. Pour cela, on emploie, par exemple, des cylindres enregistreurs qui tournent autour de leur axe et sont actionnés par des mouvements d'horlogerie d'une vitesse uniforme ; la régularité du mouvement de rotation est contrôlée par un diapason, dont on connaît la période ; ce diapason inscrit ses vibrations sur le cylindre. Le second perfectionnement important qui a été apporté à la méthode graphique consiste dans la transmission du mouvement à distance. Au lieu de faire impressionner directement la surface noircie par l'objet dont on étudie le mouvement, on dispose l'expérience de manière à ce que ce mouvement se transmette à la colonne d'air d'un tube de caoutchouc. Ce tube de caoutchouc se termine dans la caisse d'un tambour enregistreur, boîte métallique dont une des parois est une membrane de caoutchouc tendu; les mouvements de cette membrane sont communiqués, par une bielle articulée, à un levier dont une des extrémités, taillée en pointe, inscrit sur le cylindre. Il résulte de cette disposition que toute pression exercée sur la colonne d'air contenue dans le tube de caoutchouc se transmet, par le tambour, au levier et déplace le stylet inscripteur : cela se fait avec la vitesse de propagation d'une vibration dans l'air, soit la vitesse du son.

Pour mieux nous faire comprendre, supposons que nous tenons entre les mains l'extrémité fermée d'un tube de caoutchouc, et que nous serrons plusieurs fois le tube. Le dispositif expérimental que nous venons de décrire donnera des renseignements nombreux et détaillés sur les petites pressions exercées par notre main. Tout d'abord, si nous ne faisons aucun mouvement, le stylet immobile tracera sur le cylindre une ligne droite ; il la tracera d'une vitesse uniforme, donnant des lignes égales pour des temps égaux. C'est sur cette ligne tracée, qu'on appelle ligne des abscisses, qu'on mesurera la durée d'un phénomène graphique ; connaissant la vitesse de rotation du cylindre, on saura ce que représente comme temps un centimètre de l'abscisse. Si on exerce une pression, le stylet s'élèvera ou s'abaissera au-dessus de l'abscisse, suivant l'intensité du phénomène auquel il obéit. Comme en même temps le cylindre continue à tourner, il en résultera que le stylet ne tracera pas simplement une ligne droite ; le stylet tracera une courbe, qui exprime à la fois l'intensité du phénomène et sa durée.

Voici maintenant les principaux renseignements

qui seront fournis par l'examen de ce graphique : d'abord on pourra lire le nombre des déplacements du stylet au-dessus de la ligne du temps, ce qui permettra de compter sur le tracé le nombre des pressions; on pourra également, connaissant la vitesse du cylindre, savoir la durée de chaque pression, et la durée de l'intervalle séparant deux pressions consécutives; on pourra évaluer la force de pression, savoir si toutes les pressions ont été égales, quelle a été la plus forte, en tenant compte de l'amplitude du déplacement du style et de quelques autres éléments; on pourra enfin, par la *forme* du tracé, savoir si la main a tremblé, comment la force de pression a été distribuée, et, en somme, on étudiera toutes les phases du mouvement.

Nous ne décrirons pas tous les procédés ni les quelques ingénieux artifices employés pour mettre la force motrice qu'on étudie en rapport avec le tambour enregistreur de l'appareil graphique. On connaît, et on trouvera dans tous les livres de physiologie[1] la description des myographes, pneumographes, sphygmographes, dynamographes, ergographes, plétismographes et autres instruments dont on fait un assez fréquent usage dans nos laboratoires. Nous citerons simplement, à titre d'exemple, un petit instrument que M. Otto Lund, l'habile mécanicien de M. Marey, nous a construit dernièrement pour l'étude de la force de pression

(1) Marey, *Du mouvement dans les fonctions de la vie*, Paris, Alcan, 1868.

dans les mouvements graphiques ; cet instrument se compose d'une lame métallique dont une des extrémités, disposée en gouttière, reçoit un crayon pour écrire, et l'autre extrémité est fixée à un manche, que l'on tient à la main dans la position naturelle pour écrire ; en contact avec cette lame se trouve le bouton d'un tambour à réaction, qui reçoit toutes les pressions exercées par la main dans l'écriture, et les transmet, selon le mode ordinaire, à un cylindre enregistreur. Les tracés obtenus

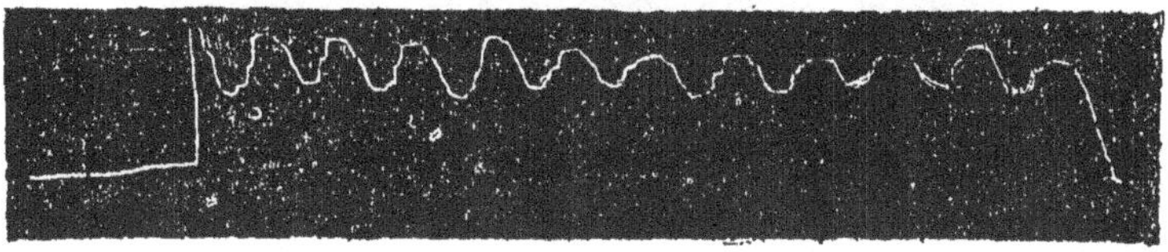

Fig. 3. — Graphique des pressions de la main pendant le tracé d'une série de boucles.

avec cet instrument montrent que l'on diminue l'effort de pression toutes les fois qu'on trace une courbe ou un angle ; cette diminution de la pression au changement de direction du trait est constante, involontaire ; on peut même dire que la volonté ne peut pas la supprimer complètement.

La figure 3 représente une série de boucles tracées avec ce pressiographe ; chaque changement de direction est marqué par une diminution dans la pression ; on peut arriver, avec quelque habitude et quelque effort d'application, à diminuer ces variations de pression, et à tracer sur le cylindre, pendant que l'on fait des boucles avec le pressiographe, une ligne à peu près droite ; mais si, pendant que l'expérience est en train, on vient à distraire l'attention du scripteur par une question et que sa main continue à dessiner des boucles, on verra le tracé du cylindre reprendre sa forme ondulée, jusqu'au moment où le sujet, concentrant de nouveau son attention sur le mouvement de sa main, le tracé redeviendra rectiligne. Il y a donc là un moyen de

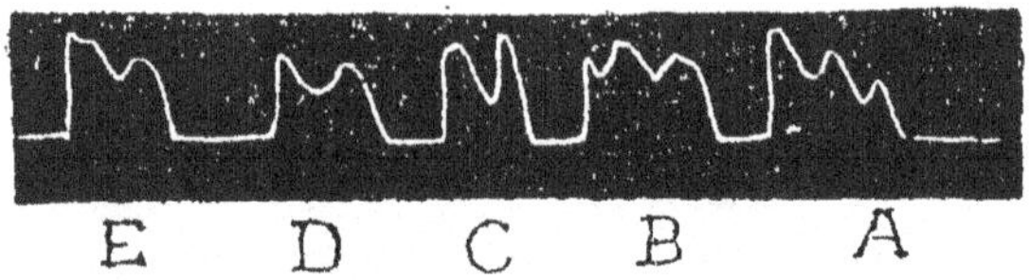

Fig. 4. — Graphique des pressions dans l'écriture.

connaître les variations de l'attention d'une personne.

L'influence de la forme du trait sur la force de pression se constate également dans l'écriture, comme on peut en juger d'après la figure 4, qui reproduit quatre lettres écrites avec le pressiographe. (Il s'agit de lettres cursives et non de lettres d'imprimerie.)

Nous citerons seulement pour mémoire d'autres recherches graphiques qui ont été faites à notre laboratoire ; d'abord celles de notre ami, M. E.-B. Delabarre, aujourd'hui professeur de psychologie à Providence (États-Unis d'Amérique), qui a étudié les modifications qu'une attention intense apporte au rythme et à la forme de la respiration (*Rev. phil.*, juin 1892) ; ensuite les expériences récentes de phonétisme de M. Weeks, etc.

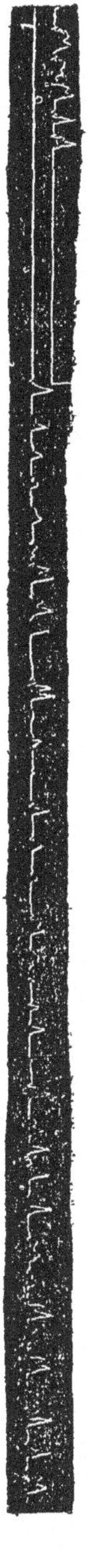

Fig. 5. — Expérience sur M. Jacques Inaudi.

Répétition de mémoire d'une série de vingt-cinq chiffres, dans l'ordre où ils ont été appris. Le tracé se lit de droite à gauche. Tracé réduit au tiers. Une seconde correspond à deux centimètres.

Dans beaucoup de dispositifs d'expérience, on substitue aujourd'hui à la transmission par air la transmission électrique, qui, depuis l'invention des signaux de Déprez, est devenue très commode et très sûre. Nous nous servons souvent au laboratoire d'un appareil à transmission électrique, le microphone enregistreur de l'abbé Rousselot : il est destiné à inscrire sur un cylindre les mouvements de la parole ; c'est un appareil synthétique, qui est directement influencé par les vibrations de l'air sortant de la bouche au moment où l'on parle. On le met en relation avec un cylindre enregistreur de Marey, sur lequel il inscrit des tracés analogues à ceux des figures 6 et 7.

Il est peut-être intéressant de dire rapidement quelles sont les expériences représentées par ces figures. Ce sont des expériences faites par M. Inaudi, le calculateur bien connu. On lui a fait apprendre un tableau de vingt-cinq chiffres, disposé en un carré dont chaque ligne renferme cinq chiffres. Dans un premier essai, il répète ces vingt-cinq chiffres dans

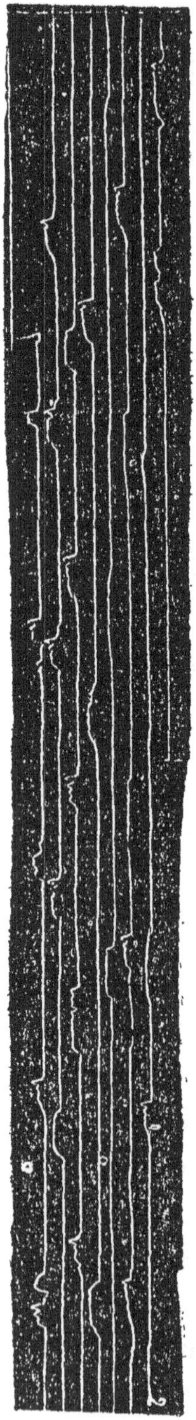

Fig. 6. — Expériences sur M. Jacques Inaudi.

Répétition de mémoire d'un carré de vingt-cinq chiffres, en récitant les chiffres en colonne, de haut en bas et de gauche à droite. Tracé réduit au tiers, comme celui de la figure 6.

l'ordre où il les a appris, de gauche à droite ; le tracé de la figure 6 représente cette répétition verbale ; dans une seconde expérience, le calculateur répète les vingt-cinq chiffres dans un ordre plus difficile à suivre, en colonnes descendantes à partir de la droite; et la répétition est exprimée par le tracé de la figure 7. L'avantage de ces deux tracés est de donner non seulement le temps exact de la répétition totale, temps qui à la rigueur pourrait être mesuré avec la montre, mais encore tous les détails de l'expérience ; le temps qui s'écoule entre deux chiffres successifs, les retards et les hésitations, tout cela, pour un œil exercé, se retrouve dans le tracé. Ainsi on constate, dans la figure 7, que M. Inaudi non seulement nommait les chiffres à mesure que ceux-ci revenaient à sa mémoire, mais encore qu'il faisait des répétitions à voix basse, murmure à peine perceptible qui a produit diverses irrégularités du tracé : le tracé indique en effet des paroles nettes qui se traduisent par des courbes franches, et ensuite de légères irrégularités, courbes à peine esquissées. (Voir lignes 7, 8, et 9.) Ces dernières courbes sont devenues peu appréciables sur notre figure, parce qu'elle est une réduction au tiers du tracé original.

Un très remarquable type d'enregistrement est fourni par la photographie non retouchée qui donne, avec beaucoup moins de chance d'erreur que la méthode graphique, la position, l'attitude, l'expression d'une personne ou d'un objet quelconque à un moment donné. Les travaux récents de MM. Marey et Demeny ont étendu les applications de la photographie dans le domaine des études d'observation, en permettant de photographier le mouvement, c'est-à-dire les phases successives que présente un objet qui se meut.

Cette méthode nouvelle et intéressante a passe par la même série de perfectionnements que la méthode graphique, à laquelle elle est comparable à plusieurs points de vue [1]. La plaque sensible, peut-on remarquer tout d'abord, représente la surface noircie sur laquelle se fait l'inscription du phénomène; et quant à la transmission à distance, qui dans la méthode graphique a lieu par l'air ou par l'électricité, elle se fait ici directement par les rayons

(1) Marey, *le Mouvement*, G. Masson, 1894.

lumineux émis par l'objet, qui viennent impressionner la plaque sensible.

On peut tout d'abord photographier un objet lumineux sur fond obscur; le fond obscur ne réfléchissant point de lumière, n'impressionnera pas la plaque; l'objet lumineux, bien éclairé, sera photographié, et il se produira même sur la plaque, si l'objet se déplace, une traînée lumineuse qui suivra tous ses déplacements et en représentera la trajectoire; au moyen d'un appareil stéréoscopique à deux objectifs, on pourra photographier les déplacements de cet objet selon les trois dimensions de l'espace.

Il arrive fréquemment qu'il y a diverses superpositions dans les mouvements très rapides. Aussi use-t-on d'artifices. Veut-on connaître par exemple les déplacements de membres dans la marche? Le sujet se revêt de vêtements noirs, mais sur la jambe et les bras, la tête, sont disposés des lignes et des points brillants qui seuls impressionnent la plaque et donnent ainsi d'une manière schématique la position des diverses parties du corps.

L'artifice précédent donne l'espace parcouru par la personne ou l'objet qu'on photographie en mouvement, et on pourra facilement mesurer ces espaces à la condition de photographier sur la même plaque une ou plusieurs règles graduées. Mais ce mode d'enregistrement ne donne pas la durée du phénomène. Pour obtenir cet élément, on peut se servir de plusieurs procédés. Un des plus simples, celui qui paraît prévaloir et constitue le principe du chronophotographe de Marey, consiste dans le déplacement régulier de la plaque sensible; on voit que le procédé est, presque de tous points, comparable à celui de la méthode graphique, qui enregistre le temps en déplacant sous l'influence d'un mouvement d'horlogerie la surface noircie.

L'appareil chronophotographique se compose d'un appareil photographique renfermant un obturateur d'un genre spécial : c'est un disque tournant sur axe et percé d'ouvertures rectangulaires; le disque fait un tour complet en une seconde ; derrière l'objectif se déroule une pellicule sensible, qui offre à chaque passage d'une ouverture une bande nouvelle à impressionner. Il y a un arrêt très court de la pellicule pendant que la plaque est impressionnée.

La chronophotographie donne 10, 15 et jusqu'à 60 épreuves par seconde; chaque épreuve a sa date, elle est séparée de la précédente par un intervalle de temps constant, de sorte que la chronophotographie donne exactement et à la fois la forme et le temps.

M. Demeny a bien voulu dernièrement mettre ses appareils de chronophotographie à notre disposition pour prendre des épreuves en série de mouvements de prestidigitation. Nous regrettons de ne pas pouvoir, faute de place, reproduire ici ces épreuves.

La méthode chronophotographique, qui est une méthode d'analyse, a pour complément la synthèse des mouvements par le phénakisticope et autres instruments semblables.

CHAPITRE V

MÉMOIRE[1]

I

Avant d'exposer les méthodes qui permettent de soumettre la mémoire à une expérimentation régulière, définissons la mémoire, indiquons les diverses formes qu'elle peut présenter.

Dans les ouvrages récents de psychologie physiologique, on a ramené la mémoire à une propriété biologique. On a cherché le fondement de la mémoire dans les modifications matérielles ou dynamiques qui restent imprimées à un élément cellulaire, quand il a reçu une première excitation. Il est bien entendu que personne ne peut dire en quoi consistent ces modifications, et que jamais le microscope ni les réactions histo-chimiques n'ont réussi à les

(1) Dans les *traités* de psychologie physiologique l'étude de la mémoire est parfois fort écourtée, proportionnellement à l'étude des sensations. Dans la 4e édition du *traité* de W. Wundt, qui contient 1350 pages, 600 pages sont consacrées à la sensation, et 11 seulement à la mémoire.

constater; mais on s'appuie, pour les admettre, sur un ensemble de faits et de considérations physiologiques et pathologiques.

Ce n'est pas ici le lieu de discuter la légitimité de ces intéressantes hypothèses; nous devons seulement faire remarquer que de telles notions sur la mémoire ont peut-être le danger de faire croire que la mémoire psychologique, telle qu'on peut l'étudier sur l'homme, est une fonction simple; la vérité est qu'elle consiste toujours dans un ensemble d'opérations complexes.

Le souvenir n'est point, comme on le dit parfois, une sensation reproduite. D'une part, il faut bien savoir que la sensation, entendue comme un effet direct d'une excitation extérieure sur nos organes des sens, est une entité psychologique sans réalité; toujours la sensation s'associe à d'autres images qui la situent, qui en fixent la nature, qui en éclairent la signification; il y a une réaction de l'esprit sur la sensation, pour la mieux saisir et comprendre, et c'est à cet ensemble de phénomènes qu'on donne le nom de perception. La mémoire n'est donc pas la reproduction d'une sensation, mais la reproduction d'un groupe complexe d'états de conscience ayant pour objet la connaissance d'un objet extérieur. En outre, il y a dans la mémoire un jugement par lequel on se rend compte qu'on a affaire à un souvenir, et par lequel on rectifie les erreurs, les lacunes, et les dégradations du souvenir pour le faire concorder avec la réalité. Un exemple fera bien saisir notre pensée. On fait avec une personne des expériences sur la mémoire des couleurs. Un échantillon de couleur est présenté, et la personne, après un temps d'oubli, doit retrouver ce même échantillon dans une gamme de couleurs. Elle pourra, dans cette opération, se laisser guider simplement par l'image affaiblie de sa perception ; mais elle pourra aussi corriger cette image, se rendre compte par exemple qu'elle a une tendance à se représenter les couleurs en trop clair et choisir une couleur un peu plus foncée. Ici, le jugement intervient de la manière la plus évidente pour tout remettre au point.

Au point de vue particulier de la méthode expérimentale, on doit distinguer deux formes de la mémoire, la forme spontanée et la forme provoquée. La première est celle qui ne résulte d'aucun effort volontaire et conscient pour retenir ; c'est celle qui est mise en mouvement par l'intérêt que nous prenons aux objets ; l'autre est la mémoire volontaire, la mémoire de l'écolier cherchant à retenir une leçon ; il faut distinguer et étudier séparément ces deux formes, qui se développent inégalement chez les individus, bien qu'on trouve entre les deux extrêmes tous les degrés de transition.

La mémoire spontanée, celle qui s'exerce en général sur les événements de la vie quotidienne, paraît échapper, à première vue, à tout moyen précis de contrôle. Si on cherche à connaître dans quelle mesure une personne se rappelle un événement quelconque — une conversation d'affaires, une promenade avec ses incidents multiples, — on se heurte le plus souvent à une difficulté sérieuse : on ne connaît pas soi-même exactement l'événement qui forme l'objet du souvenir, on ne peut pas comparer l'objet et le souvenir et en saisir les concordances et les différences. C'est fort regrettable ; car les faits appartenant à la vie réelle expriment mieux que de petites expériences de laboratoire le cours ordinaire de nos pensées et nos habitudes mentales ; et il y aurait un grand intérêt à connaître la mémoire naturelle des individus. La psychologie — nous l'avons déjà dit souvent — ne doit pas se confiner dans les expériences toujours un peu artificelles, mais se rapprocher autant que possible de la réalité vivante.

En médecine, et spécialement dans la médecine nerveuse et mentale, on a soin d'interroger les malades sur leurs occupations habituelles, sur leur profession, leur domicile, leur vie passée, sur les distractions qu'il commettent dans les circonstances typiques ; cette conversation générale peut, en dehors de toute expérience précise, fournir des renseignements très intructifs sur la mémoire et aussi sur l'intelligence des individus interrogés. On sait que dans la paralysie générale au début, on rencontre fréquemment un léger affaiblissement de la mémoire de rappel ; le malade est incapable de donner son adresse, le numéro de sa maison ; il est également sujet à des oublis, sort d'un restaurant sans penser à payer sa note, etc. Dans certaines maladies nerveuses, l'hystérie et des états mentaux équivalents, on rencontre parfois des altérations importantes de la mémoire, qui se révèlent au premier examen psychologique ; interrogé sur son existence passée, le malade raconte avec des détails minutieux — que ses parents confirment — certaines périodes de son existence, et il perd complètement le souvenir d'autres périodes ; ces dernières comprendront parfois un grand nombre d'années, auxquelles le malade est incapable de rattacher le moindre souvenir [1].

Dans tous les cas de ce genre, le symptôme est si gros qu'on en reconnaît l'existence sans être obligé de recourir à une expérience méthodique. Une simple conversation suffit.

En dehors de la pathologie, il existe un assez grand nombre de circonstances qui permettent de mesurer la mémoire spontanée des personnes normales ; et on s'étonnera que les psychologues se soient bornés jusqu'ici à étudier la mémoire volontaire et quelque peu artificielle des sensations simples, sans se préoccuper de la mémoire spontanée et concrète. C'était aborder la question par le petit côté, et sacrifier outre mesure à ce désir de précision, qui conduit parfois à d'étranges erreurs. Il est, disons-nous, bien des circonstances qui se

(1) Ribot, *Les Maladies de la mémoire*, p. 60, Paris, F. Alcan. — A. Binet, *Les Altérations de la personnalité*, ch. I et seq.; Sollier, *Les Troubles de la mémoire*, p. 109 et seq. Consulter aussi Azam, Janet, etc.

prêtent à une mesure de la mémoire naturelle. Ainsi chacun peut observer sur lui-même la mémoire des saveurs, en essayant de se rappeler le menu de ses repas, depuis le plus récent jusqu'au plus ancien dont on a gardé le souvenir. Certaines occupations de la journée peuvent aussi faire l'objet d'observations ; nous attirerons spécialement l'attention sur le nombre de souvenirs qu'on conserve après une promenade d'un quart d'heure ; si l'on fait tous les jours le même chemin, exigé par quelque occupation régulière, et qu'au bout d'un mois on essaye de faire revivre les souvenirs afférents à chacune de ces sorties, on remarquera certainement un grand nombre de faits intéressants. Les soirées passées dans un théâtre de musique ou de comédie, les lectures, les exercices de musique peuvent également conduire à des observations précises sur la mémoire spontanée ; nous disons précises, car dans les quelques cas énumérés, on peut comparer le souvenir au fait rappelé, et étudier les différences de la copie et du modèle ; on peut, par exemple, apprécier l'exactitude de la mémoire musicale, chez une personne déterminée, en la priant d'écrire un fragment musical dans les termes où sa mémoire le lui représente. Il y aurait certainement un très grand intérêt à profiter de ces différentes occasions pour connaître la mémoire naturelle et spontanée.

Nous arrivons maintenant aux expériences de mémoire que l'on pratique sur une personne qui veut bien se prêter aux recherches. Ce sont les expériences de laboratoire proprement dites, bien qu'elles n'exigent le plus souvent aucun appareil délicat; le plus grand nombre d'expériences, celles notamment qui portent sur la mémoire verbale, peuvent s'exécuter avec le seul secours du crayon et d'une feuille de papier. La recherche, nous l'avons dit, a un caractère un peu artificiel, en ce sens qu'on prie la personne de faire un effort et de porter son attention sur un élément qui probablement ne présente pour elle aucun intérêt; pour la mémoire des chiffres, on lui montre ou on lui récite une série de chiffres dénués de sens; pour la mémoire des couleurs, on lui présente une nuance particulière; probablement, dans les circonstances ordinaires de la vie, la personne ne chercherait pas à se rappeler ces chiffres et ces couleurs, et ne leur prêterait aucune attention. En revanche, les expériences sur la mémoire présentent toutes les garanties désirables de contrôle, puisque l'objet que le souvenir reproduit reste entre les mains de l'expérimentateur.

II

Nous devons maintenant exposer les méthodes d'expérimentation sur la mémoire. Ces méthodes, que nous formulons ici pour la première fois, à nos risques et périls, découlent toutes de ce principe que la mémoire est une faculté de conservation ; qui dit mémoire dit impression retenue, emmagasinée, sauvée de la destruction ; par la mémoire, on supprime en quelque sorte le temps, on retrouve les états antérieurs comme s'ils étaient encore présents et actuels. Dès lors, toutes les expériences, fort nombreuses comme nature, qu'on peut faire sur la mémoire, porteront au moins en partie sur ce point : dans quelle mesure une sensation est-elle conservée par la mémoire ? quelles sont les altérations du souvenir ? quelles sont les influences qui agissent sur la conservation des souvenirs, qui en augmentent on en diminuent la fidélité ?

Si c'est là le point capital autour duquel se groupent toutes les études expérimentales sur la mémoire, il en résulte logiquement que les méthodes d'expérimentation sur la mémoire doivent consister à nous rendre compte des différences, parfois légères, parfois profondes, qui existent entre la mémoire et la sensation originale qu'elle reproduit.

Prenons un exemple particulier.

Supposons que nous nous proposions d'étudier chez une personne la mémoire des lignes : nous commencerons par mettre sous ses yeux une ligne d'une longueur déterminée, par exemple un petit bâton de 5 centimètres, ou une ligne tracée à l'encre sur une feuille de papier. C'est le premier temps de l'expérience. Quand l'examen de la ligne est terminé, on laisse s'écouler un certain intervalle, et on recherche ensuite quel souvenir la personne a retenu de la perception.

Quatre méthodes principales sont applicables ; ce sont :

La méthode de description ;

La méthode de reconnaissance ;

La méthode de reproduction ;

La méthode de comparaison.

1° *La méthode de description* consiste simplement à décrire de mémoire l'objet dont on se souvient ; la description est en général peu précise, et doit être remplacée par un autre procédé d'étude. Dans l'exemple choisi, on n'arriverait pas à grand'chose en apprenant du sujet que telle ligne qu'on lui a montrée était très grande ou très petite. Il est vrai qu'on pourrait lui demander de préciser son jugement, en indiquant de mémoire le nombre de centimètres que la ligne peut contenir ; mais dans ce cas, il est à craindre que le sujet, averti de ce qu'on cherche, ne fasse l'estimation de la ligne au moment même où on la lui présente : il jugera par exemple qu'une ligne a 3 centimètres, il se rappellera sous forme de mots ce nombre de 3 centimètres, et emploiera par conséquent la mémoire verbale, alors qu'on désire faire des expériences sur la mémoire visuelle, ce qui est tout différent.

Nous n'avons cité cette première méthode que pour être complet ; nous n'insisterons pas davantage sur ses inconvénients [1].

(1) Dans les cas où on n'étudie pas la mémoire d'un degré de sensation, mais la mémoire d'une pluralité d'objets, on peut employer la méthode de description. C'est par cette mé-

2° *La méthode de reconnaissance.* Elle consiste à présenter au sujet, au second temps de l'expérience, une série de lignes de longueurs différentes, en le priant de reconnaître et de retrouver dans cette série la ligne égale à celle qu'on lui a montrée. Dans des expériences que nous avons faites sur les enfants des écoles, quand la longueur à retenir était de 4 millimètres, on montrait aux enfants une série

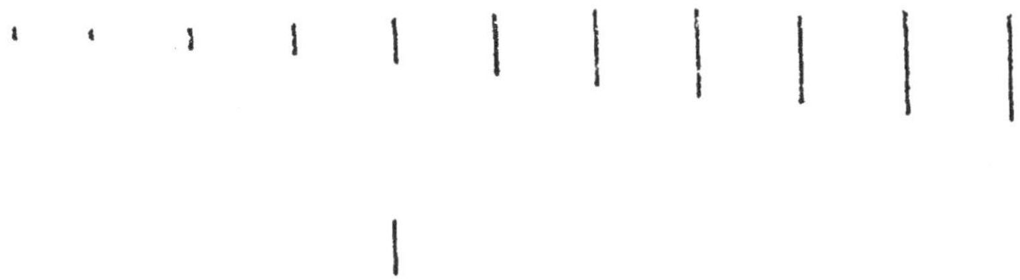

Fig. 8. — Série de lignes employées pour l'étude de la mémoire par la *méthode de reconnaissance.*

Au-dessous de la série, se trouve la ligne modèle à retenir.

de 10 lignes (voir fig. 8), qui diffèrent les unes des autres de 1 millimètre, et sont séparées par des distances de 8 millimètres. La ligne la plus longue a 10 millimètres.

L'enfant devait, dans cette série, indiquer la quatrième ligne. Disons à ce propos que par suite d'une erreur qui semble inhérente à la mémoire, l'enfant, dans les trois quarts des cas, indiquait la ligne 3, c'est-à-dire une ligne plus courte que le modèle.

thode qu'on étudie la mémoire des joueurs d'échecs ; on leur fait décrire la position des pièces dans une partie : cette description se fait dans ce cas à l'aide de termes techniques.

On peut opérer autrement, et commencer par montrer la série de lignes, puis montrer une ligne isolée et demander qu'on dise de souvenir à quelle ligne de la série la ligne isolée est égale. On peut aussi montrer des lignes isolées qui ne sont pas toutes comprises dans la série et laisser au sujet le soin de décider s'il a déjà vu ou n'a pas déjà vu dans la série la ligne qu'on lui présente. Nous citons ces quelques variantes dans le but de bien faire comprendre que les méthodes que nous décrivons peuvent s'adapter à une foule de conditions différentes.

La méthode de reconnaissance est la plus simple, et, semble-t-il, la plus directe qu'on puisse employer, car l'opération de la reconnaissance fait intervenir le même organe des sens que l'opération de perception ; c'est l'œil qui a perçu, mesuré, estimé la ligne, c'est l'œil qui est chargé de la reconnaître. Si le principe est simple, en revanche les applications de la méthode soulèvent quelquefois certaines difficultés de détail ; il faut tenir compte, pour apprécier les résultats, de la nature de la série de lignes, car le nombre de ces lignes, leur différence, leur rapprochement, et les effets de contraste qui en résultent sont autant de conditions exerçant une influence importante sur la mémoire et le jugement des individus.

3° *La méthode de reproduction* consiste, dans l'exemple que nous citons, à faire reproduire, dessiner de mémoire par le sujet, une ligne de même longueur que celle qu'il a examinée. On lui a montré par exemple un modèle de 8 centimètres ; on lui donne ensuite un crayon, et il essaye de mémoire, en se corrigeant autant de fois qu'il veut, de tracer une ligne égale à celle dont il se souvient.

Il est facile de comprendre que cette expression graphique d'un souvenir, quoique elle tende au même but que la méthode de reconnaissance, en diffère cependant absolument comme mécanisme. Et d'abord il y a entre les deux procédés tout l'écart qui sépare la reconnaissance d'un objet et le souvenir spontané de cet objet ; on sait que souvent on reconnaît un objet, quand on le revoit, et qu'on serait incapable de se le représenter spontanément. Dans l'expérience sur les lignes, nous ne dirons point que la reproduction par la main est plus difficile que la reconnaissance par l'œil ; on ne peut comparer des résultats auxquels manque la commune mesure. Mais on peut remarquer tout au moins que le travail mental qui consiste à faire revivre le souvenir d'une certaine longueur qu'on ne voit plus est bien différent de cet autre travail qui consiste à reconnaître une longueur égale au modèle.

Ce n'est pas la seule différence que présentent les deux méthodes, quand on les applique à la mémoire visuelle des lignes. Voici une seconde différence, qui est peut-être plus importante encore que la première. Nous avons dit que par la méthode de reconnaissance, c'est l'œil qui voit, juge et compare, sans l'intervention d'un autre sens. Dans la méthode de reproduction, on fait appel au sens musculaire, et pour donner à la ligne qu'on trace une longueur exacte, il faut traduire le souvenir visuel en une image motrice équivalente : travail de traduction qui peut lui-même devenir la source d'erreurs[1]. Ce n'est pas tout. Un acte musculaire, même simple, exige une certaine part de l'attention ; nous avons remarqué bien souvent que les petits enfants ont quelque certaine peine à tracer des lignes droites; ils font un effort qui diminue d'autant la part d'activité de leur mémoire, et c'esl un nouveau motif pour que leur mémoire commette des erreurs [2].

De la différence des deux méthodes nous pouvons donner une preuve intéressante.

Dans nos expériences sur la mémoire visuelle des lignes, nous avons constaté que les enfants, quand ils reproduisent de mémoire une ligne courte, de 4 millimètres par exemple, ont une tendance constante à allonger cette ligne. Quand les expériences sont faites par la méthode de reconnaissance, cet allongement de la ligne ne se produit pas; il est donc dû à l'intervention de la main. Ainsi, dans le

(1) Nous ne parlons dans le texte que des applications de la méthode de reproduction à la mémoire visuelle des lignes. Pour la mémoire musculaire, la méthode de reproduction n'a évidemment pas les mêmes inconvénients.

(2) Développement de la mémoire visuelle chez les enfants, par MM. Binet et Henri, *Revue générale des Sciences*, 15 mars 1894.

dessin des enfants, la ligne de 4 millimètres est remplacée par une ligne qui a en moyenne 4^{mm},5 :

4° *La méthode de comparaison* consiste dans la disposition suivante : on présente au sujet une ligne d'une longueur déterminée, et on le prie de comparer cette ligne avec le souvenir de la ligne qu'on lui a d'abord montrée, et de dire si cette seconde ligne est plus grande, plus petite que la première, ou égale [1]. Cette méthode se rapproche de la méthode de reconnaissance par ce caractère important qu'elle ne fait pas intervenir un organe sensoriel différent de celui qui a été impressionné ; dans l'exemple que nous développons, c'est la vue seule qui entre en activité. Les conditions mentales des deux méthodes sont un peu différentes ; dans la méthode de reconnaissance, il y a une recherche à faire, et ensuite un jugement d'égalité à porter ; dans la méthode de comparaison, point de recherche de ligne, mais un jugement un peu plus complexe.

La méthode de comparaison peut être variée et compliquée de différentes façons ; au lieu de demander au sujet de porter un jugement d'égalité ou d'inégalité entre les deux lignes, on peut lui demander de chercher combien de fois l'une de ces lignes est contenue dans l'autre [2].

(1) Dans l'étude des sensations, nous avons décrit une méthode équivalente sous le nom de méthode des cas vrais et faux.

(2) Pour donner une idée de la variété d'application auxquelles ces méthodes se prêtent, nous citerons l'exemple de l'étude de la mémoire chez de petits enfants, que nous avons faite il y a quelques années. On montrait à des enfants (qui

On comprend que ces trois méthodes ne sont pas applicables indifféremment à tous les cas ; la méthode de reconnaissance et celle de comparaison paraissent être d'une application assez générale. Au contraire, la méthode de reproduction est d'un usage limité ; on ne peut demander, par exemple, à une personne qui ne sait pas dessiner, de reproduire une forme par la mémoire ; le croquis exprimerait la maladresse de la main beaucoup plus que l'infidélité de la mémoire ; pour les mêmes raisons, il n'y a qu'un peintre qui puisse reproduire de mémoire une couleur, en la recomposant sur une palette. Il faudra dans ce genre d'expérience, veiller de très près à un grand nombre d'erreurs possibles, dans le détail desquelles nous ne pouvons guère entrer ici.

C'est une question délicate de savoir dans quelles conditions on peut donner aux résultats d'expériences sur la mémoire la forme numérique. Beaucoup d'auteurs ont cherché à introduire les chiffres en psychologie par désir de précision, sans songer que lorsque le chiffre s'applique à des quantités non mesurables, sa précision n'est qu'un trompe-l'œil. Il faut donc montrer beaucoup de circonspection dans ces questions. Un des cas auxquels la mesure paraît le mieux convenir est celui que nous venons d'analyser relativement à la mémoire des lignes.

ne savaient pas compter) trois, quatre jetons sur une table ; puis on cachait les jetons dans sa main, on les remettait un à un sur la table, en disant chaque fois à l'enfant : Y en a-t-il encore ? Si on analyse cette expérience, on verra qu'elle se fait par la méthode de comparaison (Binet, *Revue Philos.*, 1890).

Quand on étudie cette mémoire par la méthode de reproduction, on peut mesurer la ligne modèle et la ligne copie, et exprimer l'erreur en centimètres et même en millimètres. Dès lors, on peut également calculer la moyenne des erreurs, et la variation moyenne, comme nous l'indiquerons pour les temps de réaction.

Telles sont les principales méthodes applicables à la mémoire ; ce sont des instruments de travail, rien de plus ; le travail du psychologue ne doit pas se borner à employer servilement ces instruments, il faut les adapter à l'idée directrice que l'on cherche à vérifier : c'est cette idée qui, le plus souvent, donne aux recherches leur originalité et leur profondeur ; sans idée, point d'observation utile ; car nous n'appelons pas observation le travail insipide qui consiste à prendre des mesures et à faire des numérations.

Les épreuves sur la mémoire peuvent être faites individuellement ou collectivement. Trois cas se présentent :

1er cas. Une personne se soumet elle-même à l'expérience, sans le secours d'aucune autre personne. Il n'est pas sans intérêt de montrer à ce propos qu'avec le dispositif le plus simple on peut travailler utilement, à la condition de le faire avec méthode et patience. Une personne peut, par exemple, se proposer d'étudier sur elle-même la mémoire des formes ; elle commencera par exécuter les dessins d'une série de formes simples et compliquées, qu'elle variera et graduera selon le but qu'elle se propose d'atteindre ; les dessins seront assez nombreux pour que la personne ne conserve pas un souvenir net de l'un d'eux; pour plus de précaution, il serait à désirer que les modèles fussent dessinés par une autre main. L'expérience consistera à examiner un dessin pendant un certain temps, puis on le recouvre, on laisse s'écouler un second intervalle, et on cherche à reproduire le dessin de mémoire. L'épreuve terminée, on se gardera de comparer le dessin au modèle, afin d'éviter toute idée préconçue pour les épreuves ultérieures. Ces dessins de mémoire seront recommencés méthodiquement, à des heures fixées d'avance, et on ne les examinera que lorsque la série sera terminée. En même temps, on notera chaque fois avec le plus grand soin les réflexions et les remarques qu'on a faites sur soi-même et sur l'expérience.

Comme exemple de ce travail méthodique, nous indiquerons les expériences que M. Münsterberg a communiquées en 1892 au Congrès de Londres pour rechercher l'influence de l'état émotionnel sur la grandeur des lignes tracées de mémoire, *op. cit.*, p. 132.

Il faut remarquer à ce propos que ces auto-observations qui accompagnent l'expérience peuvent acquérir le plus grand prix quand elles émanent d'une personne intelligente et douée du sens psychologique. L'observation de soi-même, l'introspection est une méthode qui sans doute reste sujette à bien des erreurs, quand on l'emploie à l'exclusion de tout autre procédé de recherche ; mais ici, ce n'est pas le cas ; on a dans les dessins exécutés un contrôle, qui permet de savoir si l'observation personnelle s'est trompée ou non ; toutes les fois que ce contrôle existe, l'observation personnelle doit être faite avec le plus grand soin ; elle est même indispensable.

2° Nous citerons ensuite les expériences qu'un expérimentateur fait sur une autre personne ; le plus souvent l'expérimentateur a un certain nombre de sujets à sa disposition, mais il travaille séparément avec chacun d'eux. Comme les recherches de psychologie expérimentale sont généralement longues et minutieuses, et exigent parfois plusieurs mois de patients efforts, on ne doit prendre comme sujets que des personnes qui non seulement comprennent le sens des études, mais s'y prêtent avec beaucoup de bonne volonté. Ces conditions, les psychologues les trouvent parfois parmi les membres de leur propre famille ; plus souvent les travaux se font avec des élèves fréquentant assidument un laboratoire ou travaillant à un sujet de thèse ; deux élèves qui sont dans ce dernier cas se servent réciproquement de sujet, parce que chacun y trouve son intérêt immédiat.

3° En troisième lieu viennent les expériences collectives que l'on fait simultanément sur un ensemble d'individus, par exemple sur tous les élèves d'une classe. Le grand avantage de cette manière de procéder consiste dans une économie de temps, et aussi dans l'uniformité des conditions où l'on place les élèves. S'agit-il par exemple de savoir combien de mots, de phrases, un élève de dix à douze ans peut retenir après une seule audition, le professeur prononce devant la classe réunie les mots à retenir ; tous les élèves entendent les mots prononcés par la même voix et de la même façon. L'important, lorsqu'on fait une expérience collective, est d'exciter et de bien coordonner l'attention de tous les sujets qui prennent part à l'épreuve ; les instituteurs qui ont l'habitude de diriger une classe, ce qui consiste à proprement parler à diriger l'attention d'un groupe de personnes, savent trouver l'attitude, le ton de commandement et les paroles qui mettent rapidement toute une classe dans un état d'excitation attentive. La mémoire des lettres, des chiffres, des mots, des phrases peut être étudiée collectivement de la manière suivante : des feuilles de papier sont distribuées aux élèves, avant le commencement de l'épreuve ; et les élèves doivent, aussitôt après avoir entendu la série de mots ou de lettres, la reproduire par écrit sur les feuilles préparées. On a soin de veiller à ce que les élèves ne copient pas les uns sur les autres, fraude d'autant plus à craindre que l'effort de mémoire qu'on demande aux élèves est plus considérable. Des études de ce genre ont été faites dernièrement par nous, par M. Jastrow, par M. Bourdon, etc. Consulter Jastrow, A statistical study of Memory, *Educ. Review*. Déc. 1891.

III

Nous allons indiquer les points principaux qui dans l'étude de la mémoire ont sollicité jusqu'ici l'attention des psychologues. Nous avons dit plus haut qu'on pourrait refaire sur la mémoire à peu près toutes les expériences qui ont été faites sur les sensations ; mais il y a des expériences longues et fastidieuses qui ne valent pas la peine d'être exécutées. Ce qu'il importe avant tout d'étudier dans la mémoire, ce sont les phénomènes liés à la conservation des souvenirs, c'est-à-dire ce qu'il y a de particulier et de propre à cette fonction.

Mémoires individuelles. — On peut tout d'abord se proposer de faire des comparaisons entre la mémoire de différentes personnes, dans le but de mesurer des mémoires individuelles, ou de rechercher quel développement peut prendre une mémoire professionnelle sous l'influence de l'exercice. C'est à cette indication que répondent les épreuves du *Répertoire* de Lacouture, telles que nous les avons organisées au laboratoire. Voici en quoi elles consistent : Le *Répertoire* de Lacouture [1] contient une série de tableaux en couleur, où sont représentés plusieurs mélanges en proportions variables de deux couleurs simples, soit le rouge et le bleu.

(1) Gauthier-Villars, Paris.

Chacune de ces couleurs simples est représentée par 6 carrés, dont les couleurs sont graduées du ton le plus clair au plus foncé ; la graduation est produite par un système de hachures. En combinant de différentes façons, et deux à deux, les 6 tons de rouge avec les 6 tons de bleu, on a obtenu 36 carrés de couleur. Le premier temps de l'expérience consiste à montrer un de ces carrés, soit en laissant visible le reste du tableau, soit en le cachant au moyen d'un écran dont l'ouverture ne laisse voir que le carré de couleur sur lequel on attire l'attention du sujet ; dans le second temps de l'expérience, on montre au sujet un second tableau contenant les mêmes couleurs disposées dans un ordre différent : il doit retrouver le premier carré. Le nombre et la variété des nuances rend l'expérience fort difficile ; en comptant comme erreur égale à 1, à 2, ou à 3, les cas où le sujet indique un carré contenant 1, ou 2, ou 3 parties de rouge ou de bleu, en plus ou en moins du modèle, on arrive à classer les différents individus d'après le nombre d'erreurs qu'ils commettent.

Des recherches de ce genre ont été faites avec soin au laboratoire en 1892 et en 1893 sur une cinquantaine de personnes de tout âge et de toute profession, et spécialement sur des peintres. Ces recherches ont montré avec une pleine évidence que les peintres ont une mémoire des couleurs plus exacte que les individus moyens ; leur erreur moyenne est de 4, tandis que celle des autres individus est de 10.

Nombre de souvenirs pouvant être acquis dans

un temps donné. Ce nombre de souvenirs exprime ce que les Anglais ont appelé le *mental span ;* il correspond à ce que nous pourrions appeler la faculté de préhension de la mémoire. Pour en donner une idée nette, il faut décrire en quelques mots les expériences sur la mémoire des chiffres, car c'est à propos de ces expériences qu'on a parlé pour la première fois du *mental span.*

On se propose de rechercher quel est le nombre maximum de chiffres qu'une personne retient après une seule audition. Pour faire l'expérience correctement, il faut prononcer les chiffres d'une voix monotone, sans scander ni rythmer le débit ; il faut ensuite conserver la même vitesse d'articulation (deux chiffres par seconde). Les personnes adultes répètent, en moyenne, huit chiffres après une seule audition [1]. Nous avons observé que Jacques Inaudi, dans des conditions peu différentes, répète exactement 42 chiffres. On a fait des recherches analogues sur des syllabes assemblées de manière à n'offrir à l'esprit aucune espèce de sens (Ebbinghaus.) Le nombre de lettres pouvant être retenues est d'ordinaire un peu moins élevé que le nombre de chiffres.

Nous faisons en ce moment des expériences sur la mémoire des mots dans les écoles primaires de Paris. Des mots (noms d'objets) sont lus en série ; le

(1) Il y a sur ce point un grand nombre de travaux : Jacobs, Mind, XII, p. 75 ; Galton, Jastrow, Scripture ; Bolton, *Amer. jour. of Psych.*, avril 1892 ; Münsterberg, *Zeitsch. für Psych.*, Bd. I, Ht., 2 1890.

nombre de mots de deux syllabes pouvant être répétés exactement, après un seul énoncé, est de 4 pour des enfants de 10 à 12 ans, il est de 6 pour les adultes.

Différents auteurs ne se sont pas contentés de rechercher le nombre de chiffres, syllabes ou mots, pouvant être appris après une seule audition ; ils ont suivi l'influence de répétitions successives sur la quantité de souvenirs retenus. Ainsi, Ebbinghaus [1] a vu qu'il faut :

1	répétition pour	7	syllabes.
30	—	16	—
44	—	24	—
55	—	26	—

Dans la méthode que nous venons d'indiquer, l'expérimentateur fixe lui-même le nombre de répétitions. Cette fixation est d'autant plus facile que c'est l'expérimentateur qui fait les répétitions, et que l'épreuve porte sur la mémoire auditive. Lorsqu'on cherche à mesurer la mémoire visuelle, il est plus avantageux de laisser le sujet libre de répéter comme il lui plaît la série à apprendre, et on se borne à déterminer le temps qui lui est laissé pour l'acquisition des souvenirs. On peut encore fixer le nombre d'éléments qu'on demande au sujet d'apprendre, en lui laissant la liberté du temps nécessaire à cette opération. Ainsi, dans la série de recherches que nous avons faites pour distinguer les

(1) Gedächtniss, p. 123 ; voir aussi Müller et Schumann, *Experimentelle Beiträge zur Unters. de Gedächtnisses.* Zeit für Ps. u. Phys. d. Sinn. Bd. VI, p. 81.

effets de la mémoire réelle et ceux de la mémoire simulée (ou mnémotechnie)[1] nous donnions à chacun de nos sujets une quantité de deux cents chiffres à apprendre, et nous nous bornions à mesurer le temps. Pour apprendre 200 chiffres, M. Diamandi (calculateur mental) a mis une heure vingt minutes et M. Arnould (mnémotechnicien) quarante-cinq minutes.

2° *Qualité des souvenirs.* — On sait aujourd'hui, par l'expérimentation psychologique et surtout par l'observation médicale des aphasiques, qu'un même objet peut être représenté dans l'esprit par des images absolument différentes. Si on prononce devant une personne le mot « cloche », cette personne peut se représenter simplement le mot, avec une vague tendance à penser à l'objet ; elle n'a dans l'esprit qu'une *image verbale;* elle peut également se représenter uniquement la forme visible de la cloche, *image visuelle ;* ou bien s'en représenter le son, le tintement, *image auditive.* Le langage habituel de la conversation n'exprime point, d'ordinaire, ces nuances de pensées. Il importe, dans les études expérimentales sur la mémoire, de déterminer la part de chacun des sens dans la représentation d'un objet complexe.

Ainsi, on peut faire des expériences sur la production du souvenir, pour comparer le souvenir visuel au souvenir auditif ; dans une première série

(1) *La simulation de la mémoire des chiffres*, par Binet et Henri, *Revue scientifique*, juin 1893.

d'expériences, par exemple, on mesurera le temps nécessaire pour apprendre une série de lettres *vues*, et dans une seconde série d'expériences, on fera la même mesure pour des lettres *entendues*. Tout récemment M. Münsterberg a publié des résultats obtenus par ce procédé. Il a constaté que lorsque les deux mémoires agissent simultanément, pour des lettres différentes, elles se nuisent ; que lorsqu'elles sont isolées, la mémoire visuelle dépasse l'autre ; que lorsqu'elles agissent simultanément pour un même objet, le résultat est meilleur que par l'action isolée d'une seule [1].

Durée des souvenirs. — La question de durée est importante dans toute étude sur la mémoire. On sait qu'à mesure que le temps s'écoule, nous avons plus de peine à nous rappeler les événements anciens. Chacun peut en faire l'épreuve sur lui-même, en cherchant à se rappeler l'emploi de ses journées antérieures, le menu de ses repas, les variations de la température, etc. ; en général, à moins de circonstances exceptionnelles qui ont frappé l'attention, les premiers genres de souvenirs ne remontent pas au delà de trois à six jours. Ceci nous montre que les souvenirs de la vie quotidienne n'ont pas une disparition brusque, mais graduelle.

Il est facile d'introduire l'élément de la durée dans les expériences régulières sur la mémoire. On peut tout d'abord faire varier l'intervalle qui s'écoule entre

(1) *Psych. Review*, New-York, janv. 94, p. 34.

la perception originale et sa reproduction par la mémoire; Fullerton et Cattell ont trouvé que le nombre d'erreurs, très petit dans les 9 premières secondes qui suivent la sensation, augmente ensuite nettement et reste à peu près le même pendant soixante secondes. On peut étudier la même question du temps en faisant faire au sujet une série de reproductions successives ; les derniers termes de la série seront plus éloignés que les premiers de la perception originale, la différence de temps pourra dans tous les cas être mesurée exactement. M. Beaunis[1] a appliqué cette méthode à la reproduction d'un angle par le souvenir. Il traçait dans l'obscurité un angle sur une feuille de papier, et cherchait à le reproduire plusieurs fois de suite sur une seconde feuille ; il avait soin de marquer l'angle reproduit d'un point de repère, pour empêcher de le confondre avec l'angle modèle. L'auteur a constaté qu'il arrive un moment où l'on ne peut plus se représenter la valeur angulaire du modèle ; mais la main peut encore le reproduire ; c'est une phase de mémoire inconsciente, qui précède l'oubli complet.

On pourrait, relativement à la mémoire, indiquer un beaucoup plus grand nombre de recherches ; celles que nous avons énumérées suffisent pour donner une idée générale du caractère de ces études.

(1) *Revue philosophique*, XXV, p. 369.

CHAPITRE VI

IDÉATION

L'étude de l'idéation comprend un très grand nombre de questions, dont la plupart ne peuvent pas être étudiées par la voie expérimentale ; nous n'avons donc pas à parler ici de l'idéation d'une manière complète ; nous ne prenons cette question que par le petit côté, en décrivant les résultats qui sont fournis en cette matière par une expérimentation méthodique.

On peut dire que, dans l'idéation, il y a deux phénomènes principaux à étudier : la nature des idées (images et idées générales) et leur mode de suggestion, c'est-à-dire les conditions dans lesquelles les idées s'éveillent.

1° *La nature des images* et leur description ne peuvent guère être connus que par l'interrogation des sujets ; nous parlerons plus loin, à propos des enquêtes par questionnaire, des résultats obtenus par la méthode d'observation. Jusqu'ici on est rarement parvenu à faire des expériences directes sur la nature des images : cependant, dans certains cas, l'expérimentation est possible, quoique difficile, et nous voulons en citer un exemple :

Nous avons eu la bonne fortune d'étudier avec M. Charcot[1] et de comparer deux calculateurs mentaux qui se servent d'images absolument différentes. L'un d'eux, M. Diamandi, est visuel ; il prétend que, pendant ses calculs, il voit les chiffres écrits devant lui, comme sur un tableau noir ; le second, M. Inaudi, est auditif ; il ne voit pas les chiffres (il ne les connaît du reste sous forme de symboles visuels que depuis peu de temps), il les entend résonner dans son audition intérieure pendant qu'il calcule de tête.

On a fait apprendre à ces deux calculateurs un carré composé de 25 chiffres, disposés conformément à la figure suivante :

2	5	9	4	7
6	3	2	8	5
5	9	2	6	1
8	0	3	9	6
5	1	8	2	6

Pour apprendre cette série de 25 chiffres, M. Inaudi met 25 secondes, et M. Diamandi 3 minutes. M. Inaudi dit qu'il les entend, tandis que M. Diamandi prétend qu'il a la vision mentale du carré de chiffres. Pour les réciter de gauche à droite, M. Inaudi et M. Dia-

(1) *Un calculateur du type visuel*, par MM. Charcot et Binet, Revue Philosophique, 1893.

maudi mettent à peu près le même temps. On les prie de réciter les chiffres suivant des sécantes parallèles dirigées en haut et à gauche : M. Diamandi met 53", et M. Inaudi 168". On voit par là quel est l'avantage de la mémoire visuelle.

2° Le mécanisme de production des idées[1] se prête beaucoup mieux que la nature psychologique des idées aux procédés d'expérimentation ; on sait que le mode habituel — mais nullement nécessaire — d'éveil des idées se fait par l'association ; deux idées, deux perceptions, deux mouvements, deux émotions, deux états de conscience quelconques qui ont coexisté une première fois ou se sont succédé rapidement une première fois s'associent de telle sorte que, lorsque l'une des deux se représente, il tend à éveiller le second.

Le phénomène de l'association des idées a été, on le sait, magistralement étudié par les psychologues de l'école anglaise, qui en ont énuméré les principes, décrit le mécanisme et signalé les effets, parfois en les exagérant ; ils ont même cherché à ramener tous les problèmes de la psychologie à l'association des idées, conception théorique que la psychologie expérimentale a maintenant abandonnée.

Après les études descriptives des deux Mill, de Bain et de Spencer, il restait encore quelque chose à faire sur l'association des idées : c'était de la sou-

(1) Quand les idées sont des souvenirs, l'étude de l'idéation se confond avec celle de la mémoire ; ces deux études ont plusieurs points communs.

mettre à l'expérience, de la faire jouer en quelque sorte sous les yeux de l'observateur, et d'en étudier le détail d'après nature. Par suite de sa simplicité relative, l'association des idées se prête assez facilement aux recherches ; toute recherche sur ce point se résume dans les deux opérations suivantes : on donne à une personne une première impression psychologique, par exemple on lui fait éprouver une sensation, on lui communique une idée, on met sous ses yeux un mot, un signe graphique quelconque ; la personne est priée d'être attentive non seulement à cette impression, mais encore aux idées, images, souvenirs, aux émotions, aux états de conscience quelconques que l'impression réveille en elle ; le second temps de l'expérience consiste à noter les états de conscience éveillés.

Est-ce bien là une méthode d'expérimentation ? On peut en douter, si l'on considère que l'expérimentation a comme caractère propre de supposer un contrôle ; dans l'expérience sur l'association des idées, le contrôle s'exerce rarement ; le sujet nous apprend quels sont les états de conscience qui s'éveillent en lui, mais on ne peut pas, aussi exactement que pour une sensation ou pour un souvenir, vérifier son témoignage ; dans l'expérimentation sur la sensation, l'expérimentateur a la faculté de faire varier le degré de l'excitation ; dans l'expérimentation sur la mémoire, on a des méthodes pour comparer le souvenir à la perception qui sert de modèle ; dans l'étude de l'association des idées, tous ces moyens de vérification font généralement défaut : on peut cependant recourir à quelques autres moyens, que nous citerons plus loin.

Si, sans chercher à suivre l'ordre historique des travaux, nous classons les diverses sortes d'expériences qui ont été faites sur les associations d'idées, nous devons commencer par les cas où on laisse au sujet la plus grande liberté pour créer des associations mentales; nous passerons ensuite aux cas où l'on pose au sujet des limites de temps, c'est-à-dire où on lui permet de faire librement des associations en déterminant seulement le temps qui lui est accordé pour cet exercice ; en troisième lieu, nous rangerons les expériences dans lesquelles on détermine d'avance la série de représentations, d'images, que le sujet doit associer. Ces diverses circonstances méritent chacune d'être étudiées séparément, car elles nous font connaître des faces différentes de l'idéation chez une personne, et ce qu'on peut appeler son mode de génération des idées.

En nous conformant à cet ordre d'exposition, nous citerons d'abord des expériences personnelles qui sont encore en cours d'exécution; elles consistent à rechercher quelles sont les idées qui naissent le plus facilement et le plus vite dans l'esprit d'une personne, quand cette personne se trouve dans un milieu déterminé. On n'exerce aucune contrainte sur l'activité mentale du sujet; on lui demande simplement, sans lui donner aucune explication, d'écrire sur une feuille de papier dix mots, de décrire dix actes pouvant être exécutés dans la pièce où il se trouve, et de faire dix dessins. On interroge ensuite le sujet pour essayer de se rendre compte de la raison qui l'a amené à tracer un dessin plutôt qu'un autre, et à choisir tel mot, etc. Nous n'avons pas encore dépouillé ni classé les documents que nous avons recueillis. M. Flournoy, notre collègue de Genève, qui a bien voulu coopérer à cette recherche, a remarqué que les mots écrits se rapportent beaucoup moins aux objets présents qu'aux idées habituelles du sujet. C'est une expérience à continuer : elle ne peut se faire que sur des personnes très habiles à l'observation intérieure.

M. Galton a fait, il y a une quinzaine d'années, de très curieuses recherches sur ce même point, en apportant à l'expérience deux déterminations précises : celle de l'objet qui suggère l'idée, et celle du temps pendant lequel la suggestion opère. Il procédait de la manière suivante : il regardait pendant un certain temps un objet choisi d'avance, par exemple un mot écrit par lui-même. En même temps, il portait son attention sur les idées qui se formaient en lui pendant qu'il regardait l'objet, et il les notait avec soin, donnant à l'expérience totale une durée de 4 secondes.

Ayant accumulé un grand nombre d'observations, il les classa, les groupa et en chercha l'origine. Il trouva que sur 100 associations il y en avait 39 qui avaient leur origine dans un fait datant de son enfance. 46 associations dataient de l'âge adulte et enfin

15 seulement étaient des associations faites dans les derniers temps. Galton a aussi noté que lorsqu'on fait une longue série d'expériences, interrompues, puis reprises au bout de plusieurs mois, on constate qu'un très grand nombre des associations, alors même qu'on les croit nouvelles, ne font que répéter des associations faites antérieurement ; si l'on tient compte du nombre de ces répétitions, dont une bonne part sont inconscientes, on voit diminuer considérablement la richesse apparente de l'esprit en idées spontanées [1].

Wundt, dans son laboratoire, a fait un grand nombre d'expériences sur les associations mentales; il n'a point cherché, comme Galton, à déterminer le nombre et la qualité des idées suggérées pendant un intervalle de temps fixé d'avance ; il a mesuré le temps pour une suggestion prise en particulier. On disposait l'expérience de cette manière : on prononçait un mot quelconque devant le sujet, qui réagissait dès qu'il était parvenu à associer une représentation quelconque à ce mot. Cette recherche donne la durée de suggestion pour chaque espèce d'association [2].

Trautscholdt, un élève de Wundt [3], a trouvé que les termes concrets produisent une suggestion plus

(1) Galton, *Psychometric experiments*, Brain, juillet 1879; voir aussi : *Inquiries into human faculties*, p. 185.

(2) Wundt, *Physiol. Psych.*, II, p. 378 et p. 465.

(3) Philosophische Studien, I, p. 213. Voir aussi Cattell, Mind, XII, p. 68.

rapide que les actions, et les actions ont aussi une suggestion plus rapide que les termes abstraits. Il donne les nombres suivants : noms concrets, 0,7106 ; actions, 0,8376 ; abstractions, 0,8716.

Nous passons maintenant aux expériences dans lesquelles on restreint d'avance le nombre des idées que le sujet peut associer à l'impression.

On peut par exemple, comme l'a fait M. Bourdon , demander au sujet d'associer un mot à un mot ou à une lettre, ou une couleur à une lettre, ou un nom d'objet à un nom d'objet, un nom d'acte à un nom d'acte, etc...; dans ce cas, la détermination porte sur la classe d'objets. On peut restreindre encore davantage le nombre d'associations possible, en les déterminant individuellement ; ainsi, par exemple, on montre au sujet successivement cinq images, puis cinq figures ou mots, ensuite on montre l'une des images et on demande au sujet quel est le mot ou la figure qu'il associe à cette image [2]; on peut aussi refaire des expériences analogues avec les autres sensations [3]. Dans toutes ces expériences le sujet peut être ou bien forcé d'associer aussi rapidement que possible et alors on mesure le temps d'association, ou bien on lui laisse la pleine liberté d'aller vite ou lentement, et on ne tient compte que de la qualité des réponses.

(1) *Bourdon*, sur la succession des phénomènes psychologiques. *Rev. Philos.*, mars 1893.

(2) *Scripture.* Ueber den associativen Verlauf der Verstellungen. Philosoph. Stud., VII, p. 50-141.

(3) *Münsterberg*. Beitrage z. exper. Psychol. IV, p. 1-40.

Il resterait d'autres expériences à faire, où les deux mots à associer seraient donnés au sujet, qui aurait seulement à trouver l'association convenable — de cause à effet, de moyen à fin, de contiguïté, etc., pouvant réunir les deux mots. En développant les recherches dans cette direction, on arriverait certainement à expérimenter sur le jugement, et d'autres fonctions complexes.

En somme, il est facile d'inventer autant d'expériences qu'on le désire sur les associations, mais la difficulté de la question est dans le choix convenable des associations et des représentations; on peut dire que c'est dans l'étude des associations que la part du hasard atteint son maximum; il y a donc toujours nécessité de faire un grand nombre d'expériences, de bien préciser toutes les conditions du sujet; enfin une condition que nous considérons comme indispensable, c'est d'interroger après chaque association le sujet sur ce qu'il a ressenti, et sur la raison pour laquelle il fait telle association et non une autre. La grande variété des cas et des réponses qui peuvent se présenter rend la classification et l'explication des résultats très difficile; c'est pour cette raison qu'on est toujours tenté d'avoir des idées préconçues sur ce sujet et que pour ainsi dire on ne cherche qu'à les vérifier.

CHAPITRE VII

PSYCHOMÉTRIE

I

La psychométrie forme avec la psycho-physique une des parties les plus avancées de la psychologie des laboratoires ; c'est celle où l'on a cherché à mesurer des états de conscience et à faire de la psychologie avec des chiffres. Dans la psycho-physique, on mesure l'intensité de l'excitation, et on essaye, mais moins heureusement, de mesurer la sensation produite par chaque excitation mesurée ; dans la psychométrie, on se propose de mesurer la vitesse, la durée exacte d'un phénomène de conscience. Ce sont là, en quelque sorte, les deux recherches classiques d'un laboratoire de psychologie ; elles sont sa raison d'être, parce qu'elles exigent le plus souvent un outillage délicat et une installation spéciale, qu'on ne trouve guère que dans les laboratoires.

Ce n'est pas ici le lieu de décrire en détail la construction et le fonctionnement des différents chronomètres qui ont été introduits en psychologie pour mesurer la vitesse de la pensée. Nous devons nous borner à indiquer trois points :

1° Le dispositif géuéral des expériences ;

2° Les phénomènes de conscience dont on peut mesurer le temps ;

3° Les enseignements qu'on peut tirer de cette étude.

Pour plus de renseignements nous renvoyons aux traités spéciaux, aux ouvrages de Ribot, Wundt, Buccola, Jastrow et à l'immense quantité d'articles de revue, véritable marée montante, qui traitent de la psychométrie.

La mesure du temps nécessaire pour l'accomplissement d'un acte psychologique suppose que l'on peut déterminer exactement son commencement et sa fin. Cette condition se trouve satisfaite toutes les fois que l'acte à mesurer a pour point de départ une sensation, et pour fin un mouvement. La mesure des temps peut se faire soit avec des appareils complexes, soit par des procédés simplifiés, qui ont été indiqués par Jastrow et Münsterberg. Nous donnerons d'abord une idée de ces procédés simplifiés.

Prenons l'exemple de la lecture à haute voix de deux lignes dans un livre imprimé ; le moment où l'on jette les yeux sur le livre est le point de départ ; le moment où l'on prononce le dernier mot du texte est le point d'arrivée. Si le temps qui s'écoule entre ces deux moments dépasse plusieurs secondes, on peut facilement le mesurer avec un chronomètre, ou une montre à secondes indépendantes ; on peut même se servir simplement d'une montre donnant le quart de seconde ; on arrive, avec un peu d'exercice, à la suivre en comptant mentalement. On met le chronomètre en marche au moment où l'on ouvre le livre devant le sujet ; et de même, on arrête le chronomètre quand on entend la dernière syllabe. Les erreurs inévitables de ce procédé simple deviennent négligeables quand on opère sur des temps assez longs, car l'erreur n'a d'importance que proportionnellement au temps total ; une erreur d'un centième ou d'un deux centième du temps total, fût-elle, comme erreur absolue, de la valeur d'une demi-seconde, ne peut altérer sérieusement l'exactitude des résultats. Après avoir relevé le temps total, on doit, si l'acte mesuré se compose, comme dans l'exemple choisi, d'une série d'actes successifs, diviser le temps total par le nombre d'opérations successives ; dans une lecture, on pourra arriver à connaître par cette petite opération d'arithmétique le temps moyen nécessaire pour la lecture d'un mot ou d'une syllabe.

L'exemple que nous venons de signaler est un de ceux qui sont le plus anciennement connus ; nous en citerons un second, emprunté à l'étude de l'audition colorée, étude qui a été faite expérimentalement à plusieurs reprises dans notre laboratoire. On sait que l'audition colorée est une forme particulière d'idéation, dans laquelle certains sons, certains mots, quand on les entend prononcer ou qu'on les lit, ou qu'on y pense, éveillent spontanément et involontairement des idées de couleur. On peut se proposer de rechercher quelle est la rapidité avec laquelle le mot éveille une suggestion de couleur déterminée ; c'est là une recherche de psychométrie, qu'on peut faire soit avec les appareils compliqués, dont nous parlerons dans un instant, soit avec le dispositif très simple que voici : on écrit en colonne, au-dessous les uns des autres, des mots, des lettres, et on avertit la personne qui a de l'audition colorée qu'elle devra, à mesure qu'elle lira un mot ou une lettre, indiquer la couleur correspondante ; elle devra en outre faire cette série d'indications avec le plus de rapidité possible, en évitant toutefois de commettre des erreurs. Les erreurs seront contrôlées par un aide qui aura sous les yeux la liste des couleurs que le sujet doit prononcer s'il reste fidèle à son alphabet coloré. La durée totale de l'épreuve ayant été mesurée au moyen d'un chronomètre, on divisera le nombre de secondes par le nombre de lettres, et on aura ainsi le temps de suggestion d'une lettre isolée ou d'un mot isolé.

Il est facile de voir quels sont les inconvénients de ce procédé expéditif, qui peut rendre de grands services à l'occasion : il ne donne que le temps moyen sans permettre de connaître les temps réels, individuels, relatifs à chaque lettre et à chaque mot ; et de plus, comme le sujet, tout en indiquant la couleur d'un mot, lit déjà le mot suivant et se prépare à en indiquer la couleur, il en résulte que les diverses opérations ne se succèdent pas, mais coïncident en partie ; elles ne sont pas bout à bout, elles *s'imbriquent :* d'où la nécessité de recourir à des mesures plus précises.

Une installation compliquée, avec des appareils spéciaux, est nécessaire, peut-on dire, toutes les fois qu'on veut mesurer une durée très courte. On prend couramment dans les laboratoires la mesure, à un centième de seconde près, de phénomènes dont la durée totale est de 7 à 8 centièmes de seconde. On a poussé très loin, surtout en Allemagne, le désir de précision, et on donne les mesures avec trois décimales, c'est-à-dire à un millième de seconde près.

Le principe sur lequel sont fondés les différents appareils de chronométrie est le suivant ; on dispose les choses de manière que le signal donné au sujet, — en général c'est une sensation — coïncide avec l'ouverture ou la fermeture d'un courant de pile ; la modification du courant a pour effet de mettre en action le mouvement d'horlogerie d'un chronomètre, et une aiguille, animée d'une vitesse uniforme, parcourt un cadran divisé ; la fin du phénomène psychologique qu'on mesure consiste dans un mouvement fait avec la main par le sujet en expérience ; ce mouvement, qui agit en général sur un commutateur ferme ou ouvre un courant de pile, et a pour effet d'immobiliser l'aiguille qui parcourt le cadran. Pour connaître la durée exacte du phénomène, il suffira de savoir de quel point du cadran l'aiguille est partie, combien de degrés elle a parcouru avant de s'arrêter, et quelle est sa vitesse.

Pour mieux nous faire comprendre, prenons l'exemple suivant : on est convenu avec le sujet que lorsqu'il entendra un certain bruit, il devra, avec la main, fermer un commutateur ; l'aiguille du chronomètre est arrêtée devant la division 40 : cette aiguille fait un tour de cadran par seconde, avec une vitesse rigoureusement uniforme, et le cadran est divisé en 100 parties. L'expérience a lieu, et l'aiguille s'immobilise devant la division 55. Cela veut dire que l'opération consistant à faire un mouvement avec la main dès qu'on entend un signal auditif a pris, dans le cas présent, 15 centièmes de seconde.

Il faut maintenant dire un mot plus précis du mécanisme du chronomètre. Il existe un très grand nombre de variétés de chronomètres ; la plupart se composent essentiellement d'un électro-aimant, qui, traversé par un courant, exerce une attraction sur une pièce d'un mouvement d'horlogerie, et met en liberté l'aiguille d'un cadran. Nous allons donner une description succincte du chronoscope de Hipp, qui est le plus employé et le plus connu des chronoscopes.

Le chronoscope de Hipp (voir fig. 9) est formé d'un mouvement d'horlogerie à poids qui peut être communiqué à deux aiguilles se déplaçant sur deux cadrans distincts (A et A') ; l'une des aiguilles fait un tour en 0'', 1 et l'autre un tour en 10 secondes ; les cadrans parcourus par les aiguilles étant divisés en 100 parties, il est facile d'avoir les millièmes de seconde.

Le système des deux aiguilles communique par un levier (L) avec une pièce de fer doux ; cette pièce de fer doux étant attirée par un électro-aimant (E E) permet ainsi d'embrancher le système des deux

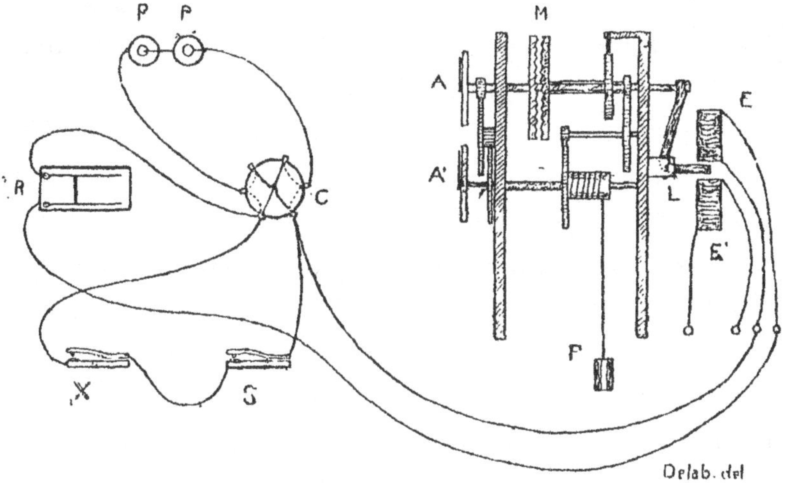

Fig. 9. — Chronoscope de Hipp.

AA', les deux cadrans ; — EE', les deux aimants ; — L, le levier ; — M, l'engrenage ; — C, commutateur : — R, rhéostat ; — PP, piles ; — S X, contacts.

aiguilles dans le mouvement d'horlogerie. Il en résulte que, lorsque le courant passe par l'appareil, les aiguilles du chronoscope se déplaceront et dès que le courant sera interrompu, un ressort repoussera le système des deux aiguilles et par conséquent elles s'arrêteront. L'organisation de l'expérience sera donc la suivante : on mettra en mouvement le mécanisme du chronoscope sans que le courant passe, le système des aiguilles ne sera donc pas embranché dans ce mouvement, puis on produira une certaine excitation et au moment même où se produit cette excitation le courant devra être fermé, le mouvement sera par suite communiqué aux aiguilles ; le sujet en réagissant devra interrompre le courant et par conséquent arrêter les aiguilles ; on pourra donc lire le nombre de divisions parcouru par les aiguilles pendant la réaction.

Ce chronoscope doit être contrôlé toutes les fois qu'on fait des expériences ; dans ce but, on emploie le marteau de contrôle de L. Lange ; c'est un marteau soutenu à une certaine hauteur par un électro-aimant ; si on le laisse tomber, il ferme d'abord un courant, puis en continuant sa chute l'interrompt ; ce courant passe par le chronoscope, on peut donc lire le nombre de divisions parcouru par les aiguilles pendant le temps compris entre la fermeture et l'ouverture du courant ; ce temps étant déterminé d'avance par un chronographe avec diapason, on pourra facilement voir si le temps indiqué par le chronoscope correspond bien à celui-là.

Nous nous servons fréquemment au laboratoire du chronoscope de d'Arsonval, qui est d'un maniement plus facile, qui est portatif, et qui n'exige point une grande dépense d'électricité. Le chronoscope de d'Arsonval se vérifie au moyen du cylindre enregistreur et du diapason électrique. Nous devons reconnaître qu'il n'est pas d'une exactitude rigoureuse ; il présente des erreurs de 1 à 2 centièmes de seconde. On ne doit pas l'employer sans contrôle pour des recherches dans lesquelles une différence de 1 centième de seconde constituerait une erreur appréciable.

La méthode graphique (cylindre enregistreur, chariot auto-mobile et diapason) nous a servi fréquemment aussi pour mesurer les temps. C'est un procédé très précis, qui n'a qu'un inconvénient, d'être long. Nous pouvons, avec le microphone enregistreur de Rousselot, et le cylindre de Marey, prendre des réactions verbales dans des conditions qui nous paraissent supérieures à celles dont on est obligé de se contenter dans les laboratoires étrangers.

La valeur des temps de réaction dépend de la manière de les prendre ; quand ils sont pris par une personne non exercée, ils ne signifient rien. Il importe de ne pas s'aventurer sur ce terrain avant d'avoir une éducation suffisante ; on n'arrive qu'après un long apprentissage à discerner les causes d'erreur qui sont multiples, et il faut que l'expérimentateur ait perfectionné son éducation de telle sorte qu'il évite les erreurs d'une manière inconsciente, sans avoir besoin de faire d'effort.

Les précautions à prendre du côté de l'appareil, son contrôle pendant la séance, ne nous arrêteront pas ; il y a là des détails techniques qu'on n'apprend bien qu'en fréquentant le laboratoire. Sur la disposition mentale du sujet, nous devons donner quelques renseignements ; le sujet doit prêter toute son attention, et sa bonne volonté ; ici comme ailleurs la bonne volonté est la première condition du succès pour une expérience de psychologie. Il est utile que le sujet comprenne la signification générale de l'expérience et s'y intéresse. Il est même à désirer que dans certains cas il soit quelque peu psychologue. Dans ces dernières années, on a imaginé des réactions subtiles, connues sous le nom de *réactions sensorielles* et *réactions motrices*. La différence entre ces réactions tient à l'orientation de l'attention ; dans un cas, on fixe l'attention sur le signal, dans l'autre cas on fixe l'attention sur le mouvement et on prépare ce mouvement par un léger degré de tension des muscles. Il y a des personnes qui ne comprennent pas la différence et ne la réalisent pas.

Le sujet doit pouvoir disposer de plusieurs séances, car les expériences de psychométrie sont longues et minutieuses ; les résultats n'ont qu'une valeur comparative, et consistent en différences de chiffres qui étant parfois minimes ont besoin d'être contrôlées à plusieurs reprises avant d'être acceptées. Il n'est pas rare qu'en Allemagne, pour élucider un point très restreint au moyen de la chronométrie, on fasse des séances tous les jours, pendant six mois. Sans aller jusque-là, nous devons dire qu'une séance unique de psychométrie ne signifie pas grand'chose ; le procédé n'est point, à notre avis, un procédé d'examen rapide.

On évitera, pendant les séances, tous les bruits qui peuvent distraire l'attention du sujet, et on imposera autour de soi un silence absolu. En Allemagne, le sujet est séparé de l'expérimentateur ; il est enfermé dans une pièce sombre et ne communique avec les autres personnes que par des signaux électriques. Dans certains laboratoires américains, on a augmenté encore l'isolement du sujet, en le plaçant dans une pièce dont les murs et les portes sont matelassés pour étouffer tous les bruits extérieurs ; le sujet monte sur une estrade portée sur des godets en caoutchouc, qui amortissent la trépidation, etc. Ces précautions nous paraissent un peu exagérées ; elles ont l'inconvénient d'empêcher l'expérimentateur d'interroger son sujet pendant les expériences ; le sujet ne peut faire qu'une chose, réagir ; il est réduit au rôle d'un automate.

Les expériences doivent se faire en série, et le temps qui s'écoule entre deux réactions successives doit être réglé d'avance, et rester uniforme dans toute la série de recherches pour permettre des comparaisons d'un sujet à l'autre. Si ce temps est trop court, on obtient des réactions désordonnées, en général anticipées, c'est-à-dire se faisant avant le signal. En Allemagne, on met en général un intervalle de 30 secondes entre deux réactions successives ; cet intervalle est occupé par la vérification du Hipp qui se fait avec le marteau, — après chaque réaction. A notre laboratoire de la Sorbonne, nous mettons habituellement des intervalles de 15 secondes seulement ; on prend quatre réactions par minute.

Le signal est précédé d'un avertissement. Quelque

temps avant de produire la sensation à laquelle le sujet doit réagir, on lui donne un avertissement, pour lui apprendre que le signal est imminent. En Allemagne, l'avertissement se fait par un coup de timbre électrique ; à notre laboratoire, où nous opérons en général dans la même pièce que le sujet, nous l'avertissons oralement en prononçant le mot : attention ! La manière dont l'avertissement est donné a une grande importance. Si l'avertissement est très rapproché du signal, par exemple avec un intervalle d'une demi-seconde, le sujet n'a pas le temps de concentrer son attention, il est surpris et réagit mal. Si l'avertissement est trop éloigné, par exemple dix secondes, le sujet se fatigue, parce que la fixation de l'attention est une opération délicate et fatigante ; on n'a plus que des réactions distraites. Enfin, troisième condition, il faut que la distance entre l'avertissement et le signal ne soit pas uniforme; si elle l'est, le sujet peut prévoir d'avance le moment où le signal a lieu et faire des réactions anticipées.

Telles sont les principales erreurs à éviter dans les recherches des temps de réaction ; il y en a encore beaucoup d'autres. Nous ne croyons pas utile de nous attarder plus longtemps sur ces questions ; la fréquentation du laboratoire en apprend davantage que tous les traités.

Disons, en terminant sur ces considérations générales, comment on utilise les résultats obtenus par la psychométrie.

La lecture du chronomètre donne, en centièmes, ou en deux-centièmes, ou en millièmes de seconde, une série de temps, que l'on inscrit à mesure, dans l'ordre où on les recueille. On peut faire une séance composée de 25 à 50 temps de réaction, sans craindre de fatiguer le sujet ; ce qui se produit le plus vite, ce n'est point la fatigue réelle, mais l'ennui et la diminution de bonne volonté.

Quand les résultats sont tous inscrits, on fait des calculs pour déterminer plusieurs données importantes :

Le temps moyen ;

Le temps maximum ;

Le temps minimum ;

La variation moyenne ;

Le graphique des temps.

Le temps moyen n'a pas besoin de définition, pas plus que le temps maximum et le temps minimum : remarquons seulement, à propos du temps moyen, qu'il importe de dire le nombre d'expériences qu'il exprime. Le temps moyen de 10 expériences n'a point la même valeur que le temps moyen de 100 expériences. On peut se demander, à ce propos, quel est le nombre d'expériences à faire pour trancher une question et permettre une conclusion. Tout travail consciencieux doit être fait lentement, mais il y a une limite qu'il est inutile de franchir. La position de cette limite dépend du fait que l'on cherche à établir. Si, dans des réactions prises avec des conditions différentes, on obtient des différences de 1 à 2 centièmes de seconde, ces différences sont si faibles, qu'elles ne doivent être prises en considération que dans le cas où elles seraient absolument

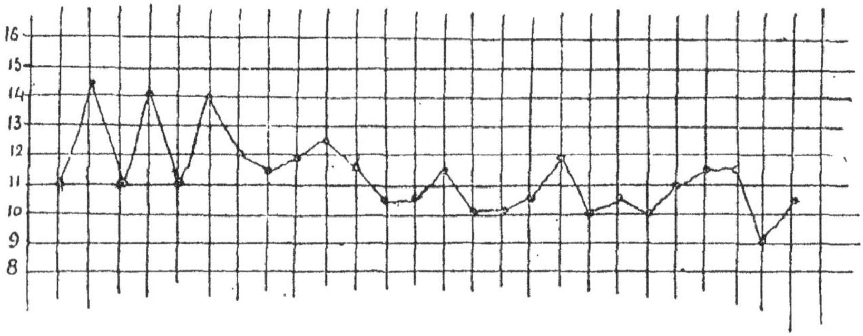

Fig. 10. — Graphique des temps de réaction auditifs, chez une hystérique (état de veille).

constantes ; plus de mille expériences deviennent nécessaires. S'agit-il, au contraire, d'une différence de 10 à 20 centièmes de seconde, tant d'expériences

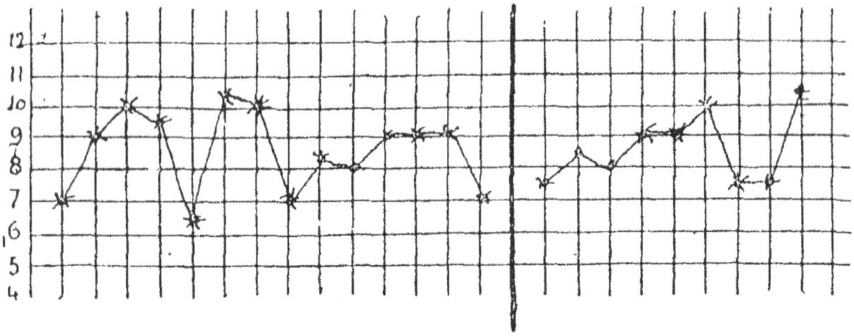

Fig. 12. — Graphique des temps de réaction chez J. Inaudi.

ne sont pas nécessaires, à la condition qu'on ne commette pas d'erreur dans le dispositif.

La *variation moyenne* est une quantité qui exprime la régularité des temps de réaction, ou, en d'autres termes, les oscillations des réactions succes-

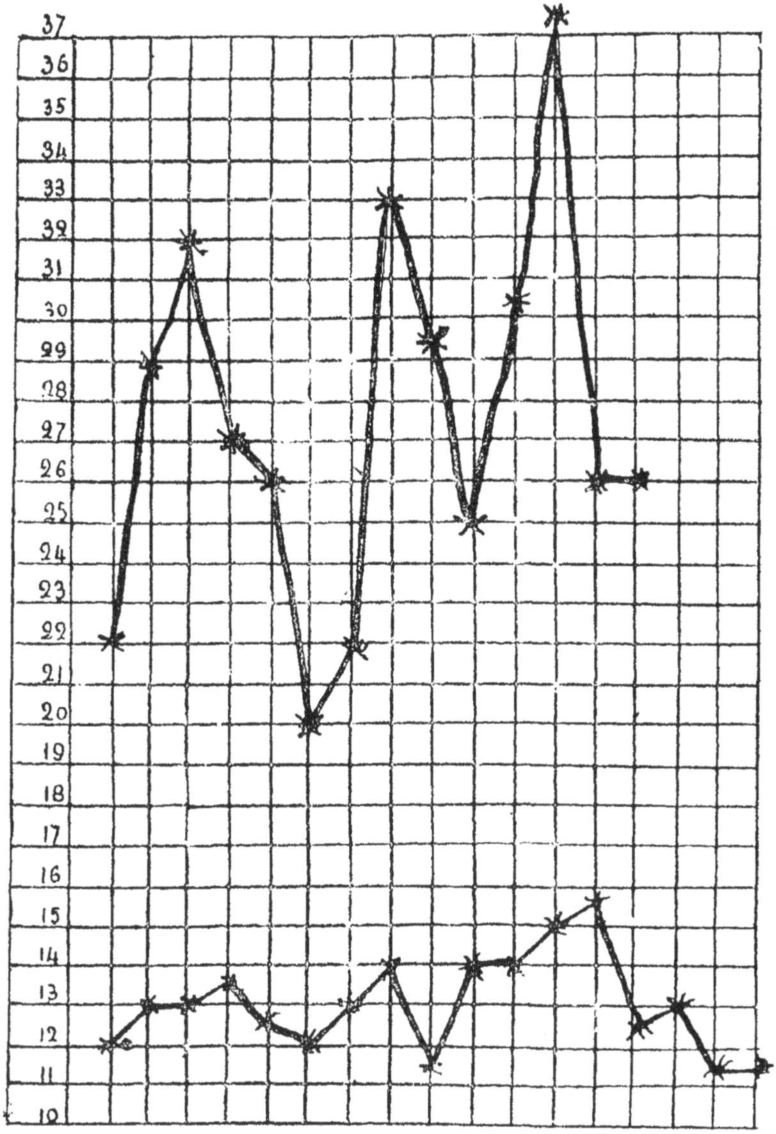

Fig. 12. — Graphique des temps de réaction simple (tracé inférieur) et des temps de réaction de choix (tracé supérieur), pris sur le même sujet.

sives autour du temps moyen. Pour calculer la variation moyenne, on calcule d'abord le temps moyen; puis on prend les différences entre les réactions isolées et le temps moyen, on fait la somme de ces différences et on la divise par le nombre des réactions.

Le graphique de l'expérience (nous en publions trois, fig. 10, 11 et 12) se construit, comme tous les graphiques, sur deux axes dont l'un est horizontal, l'autre vertical, et nous n'avons pas besoin d'entrer sur ce point dans des explications. Le graphique sert à faire saisir d'un seul regard la physionomie de l'expérience. Si on tient compte, en outre, de tous les incidents qui se sont produits pendant l'expérience, le commémoratif et le graphique donnent, en s'éclairant mutuellement, des résultats parfois très intéressants.

II

Les traités récents de psychologie physiologique contiennent un si grand nombre de descriptions sur les actes dont on mesure les temps que nous nous contentons d'y renvoyer pour le détail, et nous ne tracerons ici que les grandes lignes du sujet [1].

Toutes les mesures de temps sont prises sur des

(1) Voir, outre les traités classiques, l'étude excellente de Jastrow, *The Time-relations of mental phenomena*, New-York, 1890.

actes ou des perceptions que le sujet exécute volontairement avec un maximum de rapidité, et, le plus souvent, après un long exercice ; ce ne sont pas des actes naturels, mais des actes appris ; il est à désirer qu'on mesure aussi le temps de différents actes intellectuels exécutés sans aucun souci de la vitesse, mais avec leur allure naturelle, par des sujets non prévenus qu'on les soumet à des expériences de psychométrie.

On a étudié jusqu'ici principalement les points suivants :

1° Les temps de réaction simple ;
2° Les temps de choix ;
3° Les temps d'association d'idées ;
4° Les temps de mémoire ;
5° Les temps de jugement.

TEMPS DE RÉACTION SIMPLE

On appelle de ce nom la durée de l'acte qui consiste à réagir à une sensation. On convient avec le sujet que, dès qu'il entendra un certain signal, convenu d'avance, il fera un geste, par exemple avec la main; le temps qui s'écoule entre le signal et le mouvement de réponse porte le nom de temps physiologique. Ce temps physiologique est en moyenne de 150 σ (le σ indique le millième de seconde). C'est a durée d'un actevolontaire ; un acte réflexe, comme le clignement des paupières, dure environ 50 σ.

On a étudié à part, dans les temps de réaction simple, les divers éléments qui les composent; on a varié et modifié de toutes les manières ces éléments, pour connaître l'effet produit sur la réaction. Une foule de points, qui paraissent d'un intérêt secondaire pour la psychologie, ont été étudiés longuement avec un soin méticuleux; si les auteurs ont soumis à une culture si intense ce petit coin de la psychologie, c'est qu'ils avaient l'idée que les temps de réaction constituent une méthode de précision. Apprécier un acte à un millième de seconde près, n'est-ce point une méthode de précision? On a examiné l'influence exercée par la nature de l'impression qui sert de signal; on a pris des réactions avec des sens différents; pour chaque sens avec des intensités différentes, et avec des sièges d'excitation différents. On a varié la nature du mouvement de réponse, flexion, contraction, réponse avec la main droite, la main gauche, avec le pied, la bouche, les lèvres, les sourcils, la parole; on a même voulu savoir si les réactions étaient les mêmes quand l'individu est debout, assis ou couché, couché sur le côté droit ou sur le côté gauche.

On a cherché également à varier l'expérience en modifiant l'état physique du sujet; des temps de réaction ont été pris après intoxication par l'alcool, le café, le thé, le haschich; dans les différents états de l'hypnotisme; à l'état de veille, pendant la distraction du sujet, produite soit par un bruit étranger, soit par la nécessité d'exécuter un acte différent pendant les expériences, lecture ou calcul mental ; on a aussi étudié les effets variables qui se produisent suivant que l'attention est fixée sur le signal ou sur le mouvement de réponse [1]. Nous abrégeons.

TEMPS DE CHOIX

Dans les réactions simples, il y a un signal, convenu d'avance, et toujours le même ; le sujet doit répondre à ce signal. Dans des réactions un peu plus compliquées, qu'on appelle des réactions de choix, on fait usage de deux signaux ou d'un plus grand nombre ; parmi ces divers signaux qu'on fait connaître au sujet, on convient qu'il ne doit répondre qu'à un seul ; il doit, pour les autres, rester immobile. Supposons qu'on ait déterminé deux signaux possibles : l'un est un coup de timbre, l'autre est le bruit sourd du choc d'un marteau sur une pièce de bois ; on a averti le sujet qu'il doit réagir seulement quand il entendra le coup de timbre. Comme on ne lui indique pas d'avance quel est l'ordre de succession dans lequel on lui fera entendre ces deux signaux, il doit, chaque fois qu'il en perçoit un, faire très rapidement un acte de jugement, pour reconnaître la signification du signal et se rappeler ce qui est convenu.

On comprend que dans ces expériences complexes

(1) Sur ce dernier point qui a été vivement discuté, consulter Wundt et Lange, puis Martius, Cattell, Flournoy, Baldwin, Dessoir.

le temps de réaction varie avec un grand nombre de facteurs, dont le principal est le nombre de signaux différents qu'on donne au sujet; distinguer un signal significatif sur trois signaux est plus facile que d'en distinguer trois significatifs sur neuf; puis, il faut tenir compte de la différence entre les signaux; plus ils se ressemblent, plus on a de peine à discerner celui qui seul doit provoquer le mouvement.

On a introduit une nouvelle complication dans ces expériences, en obligeant le sujet à donner des réponses de nature différente suivant les signaux; par exemple, le sujet doit réagir au signal *a* en faisant un mouvement avec l'index, au signal *b* par un mouvement du médius, au signal *c* par un mouvement de l'annulaire, etc.

Nous donnons plus haut (fig. 12) un graphique qui permet de comparer le temps de choix au temps de réaction simple; le premier est à la fois plus long et plus irrégulier que le second; en général, ces deux caractères vont ensemble; une réaction est d'autant plus régulière qu'elle est plus courte. Les deux modes de réaction ont été pris sur la même personne.

TEMPS D'ASSOCIATION D'IDÉES

Nous en avons parlé brièvement dans le chapitre précédent.

TEMPS DE MÉMOIRE

Sous ce titre on peut ranger les recherches, trop peu nombreuses à notre gré, que l'on a faites sur la rapidité avec laquelle s'évoque un souvenir. On n'a expérimenté jusqu'ici que sur les cas les plus simples, tels que les suivants : la traduction d'un mot en une autre langue ; l'addition, la soustraction, la multiplication, la division ; la réponse à des questions simples de chronologie, d'histoire, de géographie, etc., comme les suivantes : quelle est la capitale de l'Angleterre ? Quel est le plus grand fleuve de l'Allemagne ? Quelle est la couleur de la neige ?

Nous avons eu l'occasion de faire d'une manière suivie des expériences sur le calcul mental, qui rentrent dans le cadre de ces recherches. Ces expériences ont été faites sur M. Inaudi, sur M. Diamandi et sur différents calculateurs de profession.

TEMPS DE JUGEMENT

Diverses opérations complexes qu'une personne exécute se prêtent à la mesure. Nous avons, dans le chapitre III, décrit la localisation des sensations tactiles, et nous avons vu tout ce que cette localisation suppose comme éléments ; elle a pour base un jugement, qui apprécie la position d'un point de repère, etc. On a mesuré la durée d'un acte de localisation, suivant que la localisation se fait dans une région fine ou obtuse du corps, etc. L'expérience est très précise ; elle a seulement l'inconvénient de donner des renseignements qui nous paraissent ne pas présenter un grand intérêt.

On a fait aussi des expériences d'un autre ordre,

qui présentent les qualités et défauts inverses ; très intéressantes comme but et comme idée directrice, elles se font dans des conditions si peu précises qu'elles nous semblent manquer de toute valeur. Est-il bien nécessaire de les citer longuement ? Nous prendrons seulement un exemple. On pose au sujet la question suivante : Quel est le plus grand philosophe, Kant ou Hume ? — Des auteurs ont critiqué cette recherche, surtout, chose vraiment bizarre, en se fondant sur le dispositif donné aux appareils. Il serait plus juste, à notre avis, de faire remarquer que la mesure, dans ce cas, ne s'applique pas à un phénomène défini : résoudre la question en répondant « Hume » ou « Kant » n'indique pas si on a réfléchi avant de répondre et dans quelle mesure on a réfléchi ; par conséquent, on ne sait pas ce qu'on mesure, si c'est un jugement réel ou une réponse verbale, et dans le cas où ce serait un jugement, quelle a été l'étendue et la profondeur de ce jugement. Quand on ne sait pas ce qu'on mesure, est-ce la peine d'employer un chronomètre ?

III

Une dernière question nous reste à examiner. Posons-la franchement et sans détour. Nous demanderons : A quoi sert la psychométrie ? Si nous ne nous trompons, cette question n'est même pas soupçonnée dans les traités de psychologie expérimentale. On considère en général la mesure des temps comme étant un fait de la plus grande importance, et on y procède, nous l'avons dit, avec une sorte de solennité.

On devrait remarquer tout d'abord, s'il était nécessaire de justifier la psychométrie, qu'un fait bien observé est toujours précieux et instructif, et que la durée, étant une des nombreuses qualités qui caractérisent les états de conscience, doit être, comme tous les autres éléments accessibles à l'observation, examinée et mesurée. A un point de vue général, il est instructif d'apprendre que la force qui est en nous et se manifeste sous la forme de pensée ne peut pas être rapprochée, comme on l'a fait souvent, de la force électrique, parce qu'elle a une vitesse de propagation infiniment moindre. On a calculé que la pensée a la vitesse du vol de l'aigle ; nous voilà loin de la vitesse d'une dépêche télégraphique ! En dehors de ces considérations un peu générales, nous tenons à montrer pourquoi les observateurs ont cultivé avec tant d'ardeur les arides études de psychométrie. Nous voulons faire comprendre que la psychométrie constitue une méthode d'analyse psychologique qui ne nous renseigne pas seulement, selon l'apparence, sur la durée des phénomènes, mais encore peut nous donner des notions sur un grand nombre d'autres points importants. Examinons quelques-uns de ces points et discutons-les.

Une des questions qui, de prime abord, ont semblé résolubles par la psychométrie est celle de la composition des états de conscience. On a cru que, par la mesure de la durée d'un acte quelconque, on pourrait déterminer de quels éléments cet acte est formé, et quelle place il doit occuper dans une classification d'actes psychologiques ayant pour base la complexité. Le seul exemple de l'analyse d'une réaction simple suffit à montrer que de difficultés on rencontre en s'engageant dans cette voie. Nous savons si mal ce qui se passe dans notre esprit pendant que nous faisons le simple acte de réagir le plus vite possible à un signal, qu'il existe sur ce point les théories les plus opposées. Tandis que les uns, avec Wundt, admettent que cet acte est un enchaînement de processus complexes, comprenant la perception, l'aperception et la volition, d'autres, au nombre desquels nous nous rangeons, ne voient dans la réaction simple qu'un réflexe cérébral appris. Nous ne pouvons pas dire en termes absolus que la psychométrie est incapable de nous éclairer sur la composition des états de conscience, nous constatons simplement que c'est là une œuvre fort difficile.

Il est d'autres points où la psychométrie a fourni plus de lumière. Examinons par exemple les résultats d'expériences psychométriques faites dans les mêmes conditions, sur un même sujet, pendant plusieurs séances consécutives, pendant plusieurs jours, plusieurs semaines ou plusieurs mois ; ces longues séries ne sont pas rares dans les travaux allemands qui se signalent en général par une grande patience. En comparant les moyennes des séances obtenues à des intervalles différents, on peut savoir si le sujet a fait quelque gain de temps sous l'influence de la répétition, s'il s'est habitué à l'expérience, et si cette habitude s'exprime par un chiffre. C'est un procédé pour étudier les effets de l'habitude, et non seulement ses effets, mais encore sa marche, sa distribution dans le temps, et ses variations qui dépendent de la nature des actes sur lesquels on expérimente et de la personnalité des sujets. De nombreuses et de très belles recherches ont été faites dans ce sens [1], par des médecins italiens et ont permis de formuler la loi de répétition la plus précise que l'on connaisse encore aujourd'hui.

Supposons qu'au lieu de faire des séances courtes et espacées, on prolonge les séances pendant plusieurs heures, sans permettre au sujet de goûter aucun repos; on étudiera les effets de la fatigue, effets variant aussi suivant les individus, suivant la nature des actes, et d'autres conditions encore (Cattell).

Remplaçons le signal net et facile à percevoir qui est employé en général dans les temps de réactions, par un signal d'une nature telle qu'il faut, pour le percevoir, concentrer toute son attention; on réalise cette condition par exemple en diminuant l'intensité du signal jusqu'à un degré où il est à peine perceptible ; ou bien on ne le fait pas précéder d'un avertissement; ou encore on le complique en produisant

(1) Guicciardi et Cionini, *Rivista sperim. di Freniatria*, 1886, p. 104. Voir aussi les recherches de Berger (*Phil. stud.*).

en même temps des sensations du même sens, d'autres bruits dans les réactions auditives, et le sujet doit faire effort pour distinguer le bruit significatif du signal au milieu des autres bruits qui l'accompagnent. Tous ces artifices qui ont pour effet d'augmenter la difficulté de perception auront une influence sur les temps de la réaction; la régularité des temps, qu'on étudie si commodément sur les graphiques, présentera certains troubles, variables suivant les individus, suivant les influences perturbatrices, et suivant les temps de réaction qu'on demandait aux sujets d'exécuter. On trouve là, dans la psychométrie, un moyen d'étudier une certaine forme d'attention, et le procédé d'étude est si avantageux que tous les ans paraissent plusieurs études sur les rapports entre l'attention et les temps de réaction.

Etudions de près, dans cette forme spéciale des temps de réaction qu'on appelle les réactions de choix, la différence qui existe entre les deux signaux employés; nous avons vu que, dans ces réactions, on exige implicitement du sujet qu'il porte un jugement de différence avant de faire le mouvement de réponse avec la main; si on modifie les rapports des deux signaux, leur nature et leur degré, on modifiera en même temps le jugement que doit porter le sujet, et l'étude de la rapidité de ses réactions pourra servir de base à une étude fort instructive sur le jugement.

Enfin, pour terminer sur ce point, rappelons que

la psychométrie pourrait servir de procédé pour analyser différents états mentaux chez les individus intoxiqués (alcool, haschich), ou dans divers états pathologiques et spécialement chez les aliénés. Il faut ici procéder avec beaucoup de prudence, et choisir ses sujets avec soin. On a déjà fait quelque peu de psychométrie sur les aliénés, et nous ne sommes pas sûrs qu'on ait toujours pris la bonne méthode. Buccola[1], par exemple, s'est signalé par des recherches sur les temps de réaction auditive chez des hallucinés de l'ouïe, et il a constaté ce fait, qu'on aurait pu prévoir d'avance, que les malades, pendant qu'ils entendent des voix imaginaires, réagissent de la manière la plus désordonnée. Des expériences de cette nature ont été vivement critiquées ; mais la psychométrie pourrait être appliquée à une foule de cas de délire avec conscience et de délire impulsif où les malades se rendent compte de leur état et peuvent se prêter avec intelligence et bonne volonté aux études. Quelques essais faits dans cette voie ont montré que, chez ces malades, les temps de réaction simple sont ceux des individus normaux, tandis que les temps de choix sont quelquefois allongés. De tels résultats sont pleins de promesses et sont un encouragement pour continuer des recherches à peine ébauchées.

En résumé, on peut dire que la psychométrie n'a pas seulement pour but des mesures de durée; la

(1) *La legge del tempo nei fenomeni del pensiero*, Bibl. scientif. intern., et *Rivista exp. di Freni.*, 1881, p. 229.

mesure de la durée n'est qu'un moyen servant à analyser un certain nombre de phénomènes mentaux qui sont justiciables de la psychométrie, l'attention, le jugement, l'adaptation, l'exercice, la fatigue, etc. La psychométrie est une méthode générale.

CHAPITRE VIII

LES MÉTHODES D'OBSERVATION

Nous laissons maintenant de côté toutes les circonstances où l'on peut profiter d'une liaison établie entre des faits de conscience et des faits extérieurs pour pratiquer une véritable expérimentation ; les chapitres précédents, qui sont loin d'épuiser la question, ont pu cependant donner quelque idée du rôle de l'expérimentation en psychologie.

Il nous reste à parler de l'observation simple, des cas principaux où elle intervient, des règles qui doivent présider à son emploi, et enfin de la valeur des résultats obtenus par cette source.

En parcourant les ouvrages les plus récents de psychologie, ceux qui, franchement sympathiques aux méthodes nouvelles, cherchent à donner la plus grande place possible aux travaux de laboratoire, on ne manquera pas de remarquer que, même dans ces ouvrages, la psychologie d'observation tient une place prépondérante ; il est tel traité récent, — celui de M. W. James, par exemple [1], — dans lequel on peut

(1) *The principles of psychology*, New-York, 1890.

dire que la psychologie d'observation fournit le texte, tandis que les expériences de laboratoire remplissent simplement les notes. Si l'on examine en particulier une question de psychologie, soit la division fondamentale de tous les faits de conscience en trois groupes, sensibilité, intelligence et volonté, on reconnaît de suite que cette division ne résulte d'aucune expérience, mais repose directement sur l'observation; de même, l'analyse de l'acte de mémoire en trois parties : conservation, reproduction et reconnaissance, n'est le produit d'aucune expérimentation; c'est encore de l'observation pure et simple et de l'analyse idéologique. Toute la psychologie est imprégnée de ces observations, dont beaucoup, point à remarquer, sont empruntées à la connaissance empirique et populaire, de sorte que certaines parties de la psychologie ne sont en réalité que l'expression de ces connaissances courantes qu'on désigne sous le nom de sens commun.

Nous n'avons nullement l'intention de traiter dédaigneusement cette source si modeste et cependant si abondante de connaissances psychologiques; nous croyons au contraire que les méthodes d'observation, qui ont déjà tant donné, donneront encore beaucoup, à la condition qu'elles soient employées selon certaines règles que nous allons préciser.

Commençons par établir une classification des méthodes d'observation psychologique, en nous fondant sur les conditions où cette observation s'exerce et sur le contrôle auquel on peut la soumettre.

Nous étudierons en premier lieu l'observation personnelle, c'est-à-dire l'introspection que le psychologue exerce sur lui-même.

En second lieu, nous examinerons l'introspection collective, celle que l'on obtient en engageant d'autres individus à s'observer, et à faire part de leurs observations, afin de contrôler, si c'est possible, les témoignages des unes par ceux des autres. C'est ici que trouvera place l'étude des questionnaires.

En troisième lieu, nous rappellerons les circonstances où, sans avertir une personne qu'on la soumet à une étude, on cherche à lire dans sa conscience, en observant ses paroles et sa conduite ; c'est aussi l'étude des mœurs, modes, coutumes, langues, écrits, criminalité, etc., et en dernier lieu, l'étude des peuples, désignée en Allemagne sous le nom de Völkerpsychologie.

Ces méthodes échappent en partie à toute réglementation précise, parce qu'elles se font sans appareil d'aucune sorte. On pourra s'étonner de nous voir traiter cette question dans un livre qui, par son esprit général, représente la psychologie de laboratoire. Mais nous considérons que le laboratoire n'est pas seulement un atelier où l'on expérimente, au moyen d'outils perfectionnés, sur des états de conscience. Un laboratoire est aussi — ou plutôt il devrait être aussi — un centre de travail régulièrement organisé, où se trouveraient classés tous les documents psychologiques, quelle qu'en fût la provenance.

Introspection personnelle. — En un sens, toute introspection est personnelle, puisqu'elle consiste dans l'étude d'états de conscience qui sont toujours subjectifs et incommunicables ; il est impossible à chacun de nous de sortir du cercle de sa propre conscience, et de pénétrer dans la conscience d'un autre individu ; nos sensations, émotions et volitions sont notre domaine propre, qui n'est accessible qu'à nous.

Par introspection personnelle, nous entendons le cas du psychologne qui non seulement s'étudie lui-même, mais tire parti des observations qu'il a faites, les analyse et s'en sert pour construire des théories. Cette situation est bien différente de celle où le psychologue interroge une autre personne sur ses sentiments, et extrait des réponses qu'il obtient un certain nombre de faits. Dans le premier cas, il est à la fois juge et partie, et ce cumul de rôles est quelquefois nuisible à la recherche de la vérité. Il y a là un danger à craindre, danger d'autant plus sérieux que le philosophe aura un désir plus vif de combattre ou de soutenir une théorie quelconque. Il n'est pas douteux que les philosophes de l'école spiritualiste française se sont trouvés bien souvent dans cette sorte de position fausse, ne faisant appel à leur propre observation interne que pour trouver des arguments en faveur d'une conception métaphysique. Ce qu'ils ont écrit sur la conscience du moi et sur la conscience de la volonté ne peut guère être considéré comme représentant des observations désintéressées. Si l'on reprenait aujourd'hui ces questions — et il est bien certain qu'on les reprendra tôt ou tard, car elles ne sont pas closes, — on procéderait tout autrement. L'auteur ne se contenterait pas de la lumière de sa propre conscience, il voudrait interroger soigneusement d'autres individus aptes à s'analyser, et il emploierait la méthode d'introspection collective ou comparée, dont nous parlerons dans un moment.

Une autre cause d'erreur est à craindre dans l'introspection personnelle, c'est qu'elle reste personnelle, elle ne fait connaître qu'un type psychologique unique. L'inconvénient ne paraissait pas considérable à une époque — encore récente — où l'on considérait que tous les individus étaient construits sur un même type ; et certainement la méthode d'introspection personnelle a contribué à la propagation de cette idée fausse. Aujourd'hui l'attention a été vivement éveillée sur les variétés individuelles, sur les types psychologiques, et tout le monde sait que nous n'avons pas tous la même nature de pensée ; ce qui est vrai de l'un ne l'est pas de l'autre. L'étude de ce qu'on appelle l'*imagerie mentale* a clairement montré que les individus se répartissent en plusieurs groupes dont chacun pense avec des images différentes, visuelles, auditives, verbales et autres. On ne serait pas arrivé à reconnaître cette pluralité de types, si on s'en était tenu à l'introspection personnelle, et il est de fait que quelques-uns des auteurs qui ont étudié par l'introspection personnelle leurs images, comme M. Stricker[1] et M. Egger[2], ont érigé en théorie de simples cas individuels ; M. Stricker a généralisé le type moteur, et M. Egger en a fait autant pour le type auditif.

Malgré ces causes d'erreurs, l'introspection personnelle reste utile et même indispensable dans toute étude psychologique. Sa valeur dépend, avant tout, de la personne ; il y a de bons et de mauvais observateurs pour les choses du dedans, exactement comme pour les choses du dehors.

Introspection comparée. — D'après ce qui précède, on comprend de suite le sens que nous attachons à ce terme. L'introspection comparée se fait par un individu autre que le psychologue, de sorte que celui-ci n'est pas à la fois juge et partie, et cherche à interpréter des faits qu'on lui livre tels quels et qu'il ne peut pas modifier inconsciemment pour les faire cadrer avec quelque idée préconçue.

Les faits que l'on recueille par cette source présentent, relativement aux faits qu'on recueille par l'expérimentation, des avantages et des inconvénients. Les avantages, qui sont très sérieux, consistent en ce que l'on a affaire, en général, à des phénomènes naturels et spontanés, et non à des phé-

(1) *Le langage et la musique.*
(2) *La parole intérieure.*

nomènes provoqués, un peu artificiels et contraints. On n'étudie point des éléments psychologiques isolés, mais la vie psychologique elle-même, la réalité vivante. Quand on a pratiqué pendant un certain temps ces deux méthodes, observation et expérience, on est frappé par la vivacité du contraste. En revanche, l'introspection comparée présente ce désavantage qu'elle est moins précise que l'expérimentation ; dans l'expérimentation, on détermine les conditions immédiates des phénomènes, et en faisant varier les conditions, on varie le phénomène lui-même ; dans certains cas, on le mesure ; par l'introspection comparée, on n'arrive pas à saisir ces conditions, et on ne mesure rien, même approximativement.

Il est clair que la valeur de cette dernière méthode dépend de son mode d'application. Nous placerons en première ligne, comme importance, les auto-observations qu'une personne peut faire dans un intérêt personnel, par exemple sous forme de confidence ou de confession à un médecin, à un prêtre, à un supérieur ; en seconde ligne viendront les observations recueillies par le psychologue auprès de personnes qu'il connaît et dans lesquelles il a un certain degré de confiance ; enfin, en troisième ligne, à un rang un peu inférieur, nous rangerons les réponses d'inconnus et les réponses d'anonymes.

Pour recueillir en grand nombre ces derniers genres de réponses, les psychologues ont pris l'habitude, dans ces dernières années, de faire des enquêtes par questionnaire. Donnons un exemple de cette manière de procéder.

Nous voulons faire une enquête sur la mémoire musicale. Nous rédigerons un questionnaire assez général pour qu'il puisse convenir à l'amateur de musique, à l'exécutant, au chanteur, au compositeur, de manière à réunir le plus de documents possible et à explorer cette faculté chez tous ceux qui, à des degrés divers et sous des formes différentes, pratiquent l'art musical.

Dispositions, précocité, hérédité, éducation musicale, c'est par ces questions préliminaires que débutera l'enquête, et, comme c'est en particulier de la mémoire qu'il s'agit, on demandera également des renseignements précis au sujet sur toutes les formes de sa mémoire.

L'on peut diviser d'abord la question, en mémoire technique de la musique et en mémoire des œuvres musicales.

Dans la mémoire technique, nous rangeons celle de l'intonation, des tonalités, des intensités des sons, des timbres, des rythmes. Nous chercherons ensuite comment se comportent ces mémoires partielles dans les souvenirs d'un fragment musical.

1° Vous souvenez-vous, demandera-t-on, d'une œuvre telle qu'elle est écrite ou exécutée, des suites mélodiques, de la tonalité, de l'harmonie des mouvements et des nuances, de la mesure et des rythmes, etc.

Ou la transposez-vous au registre de votre voix?

— en altérez-vous les motifs? — en modifiez-vous la mesure, les mouvements et les rythmes ?

2° L'entendez-vous en souvenir avec le timbre des voix qui la chantaient, des instruments qui l'exécutaient?

Ou l'entendez-vous avec le timbre de votre propre voix, avec le timbre de l'instrument qui vous est familier, ou avec un timbre mal défini, neutre, pour ainsi dire ?

3° Quelle est l'intensité de votre audition mentale comparée à l'audition réelle ?

L'on demandera ensuite aux personnes de déterminer où elles localisent leurs souvenirs, en elles mêmes ou hors d'elles-mêmes ; puis quelles sont les conditions musicales ou les circonstances qui favorisent la netteté de leurs images auditives.

Mais la mémoire auditive n'entre pas seule en jeu dans la mémoire musicale, la mémoire visuelle, la mémoire motrice, la mémoire verbale y sont intéressées, et des individualités diverses présenteront des combinaisons différentes de ces mémoires. Quelle est la part de chacune d'elles, quel est l'ordre selon lequel elles se présentent à la conscience et s'éveillent les unes les autres, autant de questions intéressantes qu'il faudra élucider. Il est enfin des points fort controversés, comme la théorie de M. Stricker sur l'intervention des sensations musculaires dans la mémoire musicale qui trouveront ici naturellement leur place.

Le questionnaire va donc comprendre trois chapitres sur la mémoire visuelle, la mémoire motrice et la mémoire verbale. Donnons, à titre d'exemple, une série de questions sur la mémoire motrice.

Quand vous vous souvenez d'une mélodie, observez-vous des modifications de votre respiration? Votre larynx, vos lèvres ébauchent-ils des mouvements comme si vous chantiez ? Vous est-il nécessaire de murmurer les sons pour vous les représenter nettement ?

Eprouvez-vous, en écoutant de la musique, une sensation de tension de l'organe vocal analogue à celle du chant ?

Vous est-il difficile de vous représenter les sons les plus aigus et les plus graves dont la reproduction dépasserait l'étendue de votre voix ?

Recourez-vous pour vous représenter la tonalité d'un morceau, la hauteur absolue d'une note, à l'effort que vous auriez à faire pour l'entonner ?

Recourez-vous aux souvenirs des mouvements nécessaires au chant ou à l'exécution pour retrouver les mélodies? Sont-ce ces souvenirs moteurs qui éveillent vos images auditives ?

Inversement, l'audition mentale éveille-t-elle chez vous le sentiment de l'effort que vous auriez à faire pour chanter ou exécuter les airs remémorés ? Les murmurez-vous involontairement ?

Le souvenir des sensations musculaires associées au chant ou à l'exécution d'une œuvre persïste-t-il parfois quand le souvenir des sons s'est effacé ?

M. Stricker soutient qu'on ne peut se représenter

les sons que par l'intermédiaire des sensations musculaires de l'organe vocal (ou de l'oreille). Il ajoute qu'on peut se représenter les sons sous forme de sensations musculaires, « *sans* images auditives ». Considérez-vous ces sensations musculaires comme l'équivalent véritable, comme le substitut possible des images auditives de la musique ?

Voilà les documents recueillis. Comment s'en servir ? Comment en extraire ce qu'ils contiennent de vérités générales ?

Il faut compulser toutes les réponses, grouper celles qui concordent entre elles et mettre à part celles qui offrent un caractère rare ou accidentel. Lorsqu'on ne fait pas de psychologie avec des appareils qui par leur disposition même apportent un contrôle aux expériences, la garantie se trouve dans l'accord des observations.

Il est d'ailleurs des cas où le contrôle est possible et où les témoignages de la conscience sont objectivement vérifiables, si les personnes veulent bien se soumettre à des expériences fort simples touchant les interrogations d'un questionnaire. Elles affirment avoir une mémoire fort exacte des tonalités : on ouvre un piano et l'on plaque des accords. Elles se souviennent des timbres; on leur demande l'orchestration de quelques mesures d'un morceau célèbre. Elles éprouvent des phénomènes d'audition colorée. « Voici trente mots, leur dit-on. Signalez-moi vos photismes. » On les notera et quelque temps après on leur présentera les mêmes mots en leur faisant la même demande. Puis à part soi l'on comparera les deux séries de réponses. L'interrogateur peut multiplier ses épreuves, que les Anglais appellent des *tests* et surprendre, le cas échéant, les erreurs, les contradictions et même les stimulations.

Le critérium est donc dans l'accord d'une personne avec elle-même et dans l'accord des personnes entre elles. Quand un sujet vous fait, à maintes reprises, la même affirmation, et quand une réponse est renouvelée sans cesse par des sujets divers, qu'elle devient pour ainsi dire un lieu commun, on peut la considérer comme une vérité.

La psychologie par questionnaire est de date relativement récente. Elle a été inaugurée, croyons-nous, par M. Galton, qui suivait en cela l'exemple donné par Darwin dans le domaine de l'histoire naturelle. L'enquête de Galton a été particulièrement féconde; elle fait date pour la psychologie. Elle portait sur les images mentales, sur la nature, la forme, la couleur, la position et les autres détails de nos représentations visuelles d'objets concrets. Une foule de réponses furent recueillies en Angleterre, où l'on montre en général un zèle intelligent et soutenu pour les questions de ce genre. L'enquête donna même plus qu'elle ne promettait, car c'est au cours de ces recherches que M. Galton fit la découverte des schèmes visuels (number-forms). Il a également obtenu, comme réponses à ses enquêtes, de très intéressantes observations d'audition colorée.

Parmi les enquêtes par questionnaire qui ont été

faites dans ces dernières années, nous signalerons :

1° L'enquête de M. Saint-Paul sur le langage intérieur, qui fait la base d'une thèse de doctorat passée à la Faculté de médecine de Lyon.

2° L'enquête de MM. Marillier, Sidgwick et W. James sur les hallucinations (International Congress of Psychology, London, 1892, p. 56).

3° L'enquête de MM. Claparède et Flournoy sur l'audition colorée et les schèmes visuels. Elle a été résumée dans un très intéressant et très substantiel ouvrage de M. Flournoy sur les *Synopsies ;*

4° L'enquête sur les idées générales ; elle a été faite non par écrit, mais oralement, par M. Ribot, qui en a donné un compte rendu au Congrès de Londres[1] ;

4° L'enquête sur la mémoire des joueurs d'échecs, par M. Binet. Les résultats sont résumés dans un ouvrage sur la *Psychologie des grands calculateurs et joueurs d'échecs ;*

5° L'enquête sur la mémoire visuelle. — En cours d'exécution ;

6° L'enquête sur la mémoire musicale, par M. Courtier. — En cours d'éxécution.

Notre énumération n'est point complète, et nous croyons savoir qu'en Amérique on a fait plusieurs enquêtes sur d'autres questions de psychologie ; cérébration inconsciente, par Child, *Amer. jour. of Psych.*, nov. 1892, etc. En Allemagne, enquête sur les rêves, par M. Heerwager, *Phil. Stud.*, V, 301, etc.

(1) *Op. cit.*, p. 20.

Le principal obstacle à la réussite des enquêtes est l'indifférence du public, surtout en France. Un observateur constate avec regret que sur les 5.000 questionnaires qu'il a envoyés, une trentaine seulement sont revenus. Nous avons remarqué, en ce qui concerne les enquêtes que nous avons conduites, que nous n'avons presque jamais obtenu de réponses à un questionnaire publié dans un journal ; le questionnaire adressé aux joueurs d'échecs, et publié dans une revue spéciale d'échecs, *la Stratégie*, n'a donné que 7 réponses ; un questionnaire sur le caractère des enfants, publié dans le *Petit Journal*, qui tire à plus de cent mille, ne nous a rapporté que 12 observations. Nous n'avons réussi jusqu'ici à secouer l'indifférence des individus qu'à la condition de leur envoyer directement à leur adresse un tirage à part du questionnaire, accompagné d'une lettre personnelle, écrite de notre main. On peut juger par là du travail matériel qu'impose une enquête à celui qui a le courage de la diriger. Notre enquête sur le caractère des enfants a provoqué environ un millier de réponses, grâce à l'intervention de MM. les Inspecteurs d'Académie, qui ont bien voulu recommander notre étude aux instituteurs.

CHAPITRE IX

CONCLUSION

Nous avons indiqué une série de méthodes qui présentent toutes des avantages et des inconvénients; les plus précises ne nous renseignent que sur des points limités ; celles qui embrassent un grand nombre de phénomènes donnent au contraire des résultats vagues. Nous ne pensons pas qu'il serait juste d'établir une hiérarchie entre ces différentes méthodes ; nous ne suivrons pas l'exemple de quelques auteurs qui ne cachent point leur parti pris contre des études qu'ils ne pratiquent pas. Tel savant de laboratoire condamne sévèrement l'hypnotisme comme une étude dépourvue de caractère scientifique, parce que l'action morale qui s'exerce dans ces circonstances ne peut pas être mesurée d'après les méthodes de la psycho-physique avec lesquelles ce savant est familier. Tel autre expérimentateur, qui ne fait que de l'hypnotisme, repoussera bien loin de lui les recherches de laboratoire, parce qu'on n'a pas encore réussi à y étudier les grandes questions psychologiques du caractère, de la personnalité, du dédoublement qu'il peut examiner chez les sujets hypnotisés. Ne cherchons point à faire de comparaisons entre choses qui ne sont pas comparables. Les différentes méthodes que nous avons signalées ne s'excluent pas ; elles ont chacune le droit de vivre. Il y a des questions qui, par leur nature même, réclament tel procédé d'étude, plutôt que tel autre. Dans tels cas, il faut se servir de la balance et de la chronométrie, dans tel cas de la conversation et de l'enquête. C'est à la sagacité de l'observateur qu'il appartient de choisir, parmi les moyens dont il dispose, celui qui lui paraît être le mieux approprié au but.

Nous tenons à insister une fois de plus sur l'idée importante qui domine nos recherches. Cette idée, c'est l'autonomie de la psychologie expérimentale, qui s'est définitivement organisée en science distincte et indépendante. A l'heure actuelle, la psychologie expérimentale représente un ensemble de recherches scientifiques qui se suffisent jusqu'à un certain point à elles-mêmes, comme les recherches de la botanique et de la zoologie ; elle s'est dégagée de cet amas confus et encore mal défini de connaissances auxquelles on donne le nom de philosophie ; elle a coupé l'amarre qui l'attachait jusqu'ici à la métaphysique.

Entendons-nous bien sur ce point important de doctrine. La psychologie expérimentale est indépendante de la métaphysique, mais elle n'exclut aucune recherche de métaphysique. Elle ne suppose aucune solution particulière des grands problèmes de la vie et de l'âme ; elle n'a par elle-même aucune tendance spiritualiste, matérialiste ou moniste ; elle est une science naturelle, rien de plus.

TABLE DES MATIÈRES

Achevé d'imprimer par Corlet Numérique - 14110 Condé-sur-Noireau
N° d'Imprimeur : 731304 - Juillet 2017 - Imprimé en France

Made in the USA
Monee, IL
04 November 2026

67377568R00095